DIALYSESYGEPLEJE

DEN KOMPLETTE GUIDE

Freja Madsen

Indholdsfortegnelse

Introduktion   9

Min karriere som dialysesygeplejerske   10

Hvorfor dialyse er afgørende   12

Hvem er denne bog til?   13

Kapitel 1: Forståelse af dialyse   17

Hvad er dialyse?   18

Hvorfor har nogle patienter brug for dialyse?   23

Kapitel 2: Dialysemiljøet   31

Organisering af dialyseafdelingen   32

Nødvendigt udstyr til en dialysebehandling   34

Sundheds- og sikkerhedsstandarder   38

Kapitel 3: Dialysesygeplejerskens rolle   41

Forberedelse af patienten   42

Opsætning og overvågning af dialyse   46

Håndtering af komplikationer   50

Patientuddannelse   55

Kapitel 4: Særlige teknikker 59

Hæmodialyse 60

Peritonealdialyse 66

Kapitel 5: Dialysepatienten 73

Psykologiske aspekter af dialyse 74

Diætetik i dialyse 78

Livet uden for dialysecentret 82

Kapitel 6: Udvikling og fremtidsudsigter 87

De nyeste innovationer inden for dialyse 88

Nyretransplantation 90

Etiske overvejelser om dialyse 94

Kapitel 7: Ressourcer og værktøjer 97

Dokumentationsværktøjer til sygeplejersker 98

Professionelle støtteforeninger og organisationer 100

Rådgivning om efteruddannelse 102

Konklusion 105

Ordliste over medicinske termer 112

Referencer og anbefalet læsning 116

« Nefrologi handler ikke bare om at forstå nyrerne, men om at indfange selve essensen af livet filtreret dråbe for dråbe. »

INTRODUKTION

Min karriere som som dialysesygeplejerske

For mere end to årtier siden, da jeg afsluttede min sygeplejerskeuddannelse, kunne jeg aldrig have forestillet mig, i hvor høj grad specialet dialyse ville forandre mit professionelle og personlige liv. Det er en historie om passion, dedikation, udfordring og konstant læring. Dette er min rejse gennem dialysens fascinerende verden.

- **Min begyndelse i sundhedens verden**

Det hele startede på et almindeligt hospital, hvor jeg blev tildelt forskellige afdelinger i mit første år som praktiserende læge. Der mødte jeg patienter med alle slags sygdomme, fra nyfødte babyer til ældre. Men der var især én afdeling, der fangede min opmærksomhed: nefrologiafdelingen. Jeg blev slået af nyresvigtspatienternes modstandsdygtighed og kompleksiteten af den pleje, der er nødvendig for at støtte dem. Jeg indså, at hver dialysesession ikke bare var en medicinsk procedure, men en delikat dans mellem teknologi, sygeplejeekspertise og patientens velbefindende.

- **Dykker ned i dialyse**

Min interesse for nefrologi fik mig til at søge specialistuddannelse i dialyse. Jeg kom til et anerkendt center, hvor jeg blev uddannet af nogle af de bedste fagfolk på området. Hver dag var en blanding af tekniske udfordringer, hurtige kliniske beslutninger og dybtgående menneskelig interaktion. Jeg lærte at forstå dialysemaskinerne, men mere end det lærte jeg at forstå de patienter, der var afhængige af dem.

- **Udfordringer og belønninger**

Selvom dialyse er livsvigtigt, er det ikke uden komplikationer. Jeg har været vidne til svære tider, hvor patienter har lidt under komplikationer eller er blevet modløse af den konstante rutine med sessioner. Men med disse udfordringer er der kommet uvurderlige øjeblikke af triumf. At se en patient komme sig efter en krise, hjælpe en familie med at forstå dialyseprocessen eller bare dele et smil med en patient under en svær behandling har gjort rejsen givende.

- **Kontinuerlig læring**

Det nefrologiske område er i konstant udvikling. Nye teknikker og teknologier dukker jævnligt op, og det kræver, at sygeplejerskerne holder sig ajour og tilpasser deres færdigheder. I årenes løb har jeg deltaget i mange konferencer, kurser og endda bidraget til forskning for fortsat at forbedre patientplejen.

- **Refleksioner**

I dag, når jeg ser tilbage, er jeg fyldt med taknemmelighed for de oplevelser, jeg har haft, og de liv, jeg har været i stand til at berøre. Dialyse er mere end en medicinsk procedure; det er en chance for at give livet tilbage, session efter session. Hvis nogen overvejer at gå ind i dette felt, skal de vide, at det er en krævende, men dybt givende rejse.

Denne rejse som dialysesygeplejerske har ikke kun formet min karriere, men også mit syn på livet. Hver patient, hver udfordring og hver succes har mindet mig om den uvurderlige værdi af sundhed, beslutsomhed og frem for alt menneskelig empati.

Hvorfor dialyse er afgørende

Dialyse, et ord, som mange forbinder med medicinsk kompleksitet, ligger i krydsfeltet mellem banebrydende teknologi og menneskelig medfølelse. Men hvorfor er det så afgørende? For at besvare dette spørgsmål er vi først nødt til at forstå nyrernes grundlæggende natur og deres vitale rolle i den menneskelige krop.

1. NYRERNE: VORES NATURLIGE RENSERE
Nyrerne er to bønneformede organer, der ligger på hver side af rygsøjlen, lige under brystkassen. Deres vigtigste rolle er at filtrere blodet for at fjerne affald og overskydende væske og omdanne dette affald til urin. Med andre ord fungerer de som vores krops naturlige rensningsanlæg, der sikrer, at skadelige stoffer elimineres effektivt.

2. NYRESVIGT: NÅR RENSNINGSANLÆGGENE BRYDER SAMMEN
Nogle gange fungerer nyrerne ikke ordentligt eller holder helt op med at fungere. Det kan skyldes mange forskellige ting, lige fra genetiske sygdomme til erhvervede tilstande som forhøjet blodtryk eller diabetes. Når nyrerne mister deres evne til at filtrere blodet effektivt, ophobes affaldsstoffer i kroppen, hvilket fører til en række farlige symptomer som træthed, appetitløshed, kvalme og hævede ekstremiteter.

3. DIALYSE: ET LIVREDDENDE MIDDEL
Det er her, dialyse kommer ind i billedet. Den fungerer som en kunstig nyre, der tager over, når de naturlige nyrer ikke længere kan gøre deres arbejde. Dialyse gør det muligt at filtrere blodet uden for kroppen, fjerne affaldsstoffer og overskydende væske og derefter returnere det renset til patienten.

4. EN LIVLINE FOR MANGE PATIENTER
Uden dialyse ville patienter med nyresygdom i slutstadiet opleve, at giftstoffer ophobes i kroppen, hvilket hurtigt kan blive fatalt. For mange er dialyse bogstaveligt talt en livline, der giver mulighed for øget livskvalitet og forventet levetid på trods af alvorligt kompromitteret nyrefunktion.

5. UD OVER FILTRERING: ELEKTROLYT- OG HORMONBALANCE
Nyrerne er ikke kun ansvarlige for filtrering. De spiller også en vigtig rolle for elektrolytbalancen i kroppen og for produktionen af visse vigtige hormoner. Dialyse hjælper også med at regulere denne balance og sikrer, at niveauet af stoffer som kalium og natrium forbliver inden for sunde grænser.

Dialyse er meget mere end blot en medicinsk procedure. Det er en bro til livet for dem, hvis nyrer ikke fungerer ordentligt. Det er en sammensmeltning af videnskab og medicin, der giver tusindvis af mennesker en chance for at overleve og forbedre deres livskvalitet hver dag. For plejepersonale, patienter og deres familier er forståelsen af dialysens vitale betydning det første skridt til at navigere succesfuldt på rejsen med nyresvigt.

Hvem er denne bog til?

Da jeg satte mig for at skrive denne guide til dialyse, var min ambition ikke blot at give et teknisk overblik. Tværtimod ønskede jeg at levere en omfattende, tilgængelig og praktisk ressource, der kunne imødekomme de forskellige behov hos en bred vifte af læsere. Så hvem er denne bog egentlig til?

1. FREMTIDENS SUNDHEDSPERSONALE

- **Sygeplejestuderende:** Denne bog er en ideel introduktion til dem, der lige er startet på deres sygeplejerskeuddannelse og ønsker at gøre sig bekendt med specialet dialyse.
- **Sygeplejersker på begynderniveau:** For dem, der lige er blevet ansat på en dialyseafdeling eller overvejer at blive det, giver denne guide et omfattende og dybdegående overblik over procedurer, teknikker og bedste praksis inden for faget.
- **Andet sundhedspersonale:** Læger, teknikere og andet sundhedspersonale, der arbejder med dialyseteams, vil også have gavn af denne bog for bedre at forstå processen og forbedre den tværfaglige patientbehandling.

2. PATIENTER OG DERES FAMILIER

- **Dialysepatienter:** Selvom denne bog er teknisk, kan nogle af kapitlerne hjælpe patienterne med at forstå dialyseprocessen, de involverede problemer og vigtigheden af at overholde behandlingen.
- **Familier og pårørende:** Det kan være både beroligende og oplysende at forstå, hvad ens nærmeste går igennem. Denne bog giver værdifuld information, der kan hjælpe familier med at støtte og ledsage deres kære gennem deres dialyserejse.

3. UNDERVISERE OG TRÆNERE

Lærere, trænere og andre sundhedsundervisere vil finde denne bog som et fremragende undervisningsmateriale. Den kan bruges som opslagsværk, som supplement til en læseplan eller som en del af en løbende uddannelse.

4. FOR DEM, DER ER NYSGERRIGE OG PASSIONEREDE OMKRING MEDICIN

For dem, der altid har været fascineret af den medicinske verden og ønsker at uddybe deres viden om et specifikt emne, tilbyder denne bog en detaljeret og tilgængelig oversigt over dialyse, dens betydning og hvordan den fungerer.

Konklusion

Mit højeste ønske er, at denne bog vil blive en uvurderlig ressource for alle, der læser den. Må den være et fyrtårn af lys for fagfolk, der navigerer i dialysens til tider turbulente farvand, en kilde til trøst for patienter og deres familier og en kilde til viden for alle andre.

# Kapitel 1

FORSTÅELSE AF DIALYSE

Hvad er dialyse?

- **Dialysens historie og udvikling**

Dialyse kan virke som en moderne opfindelse, men den har dybe rødder i medicinens historie. Udviklingen af denne teknologi og teorierne omkring den er et fascinerende vidnesbyrd om menneskelig opfindsomhed, innovation og den evige nødvendighed af at redde liv. Her er et overblik over dialysens historie og udvikling.

1. BEGYNDELSEN: PRINCIPPERNE FOR DIFFUSION OG OSMOSE

- **Begrebet dialyse:** Udtrykket "dialyse" kommer fra det græske "dia", der betyder "gennem", og "lysis", der betyder "opløsning" eller "adskillelse". Det beskriver processen med at adskille opløste stoffer gennem en semipermeabel membran.
- **Tidlige opdagelser:** Thomas Graham, en skotsk kemiker fra det 19. århundrede, kaldes ofte "dialysens fader". I 1861 opdagede han princippet om diffusion af opløste stoffer gennem en membran, som han kaldte "dialyse".

2. DE FØRSTE FORSØG

- **De første maskiner:** I 1910'erne blev de første dialysemaskiner designet, men de var rudimentære og ineffektive til behandling af nyresvigt.
- **Innovation under krigen:** Det var under Anden Verdenskrig, hvor man stod over for et stort antal sårede, der led af akut nyresvigt, at de første funktionelle dialysemaskiner blev udviklet, især af Dr. Willem Kolff, der anses for at være "den moderne dialyses fader".

3. DEN MODERNE DIALYSEREVOLUTION
- **Kolff rotationsdialysator:** I 1943 udviklede Willem Kolff den første rotationsdialysator ved hjælp af cellofanrør. Det var et vendepunkt, som førte til den første vellykkede helbredelse af en patient i 1945.
- **Peritonealdialyse:** I 1950'erne og 1960'erne begyndte lægerne at eksperimentere med peritonealdialyse, hvor patientens bughinde fungerer som dialysemembran.
- **Teknologiske fremskridt:** I 1970'erne og 1980'erne skete der store fremskridt inden for dialyseteknologi med indførelsen af maskiner, der var sikrere, mere effektive og mere behagelige for patienterne.

4. DIALYSE I DAG
- **Hæmodialyse i hjemmet:** Teknologiske fremskridt har gjort det muligt for mange patienter at modtage hæmodialyse i hjemmet, hvilket øger deres komfort og uafhængighed.
- **Biokompatibilitet og biomimetik:** Den aktuelle forskning fokuserer på at udvikle mere biokompatible membraner for at reducere bivirkninger og forbedre dialyseeffektiviteten.
- **Forskning i kunstige nyrer:** Jagten på en bærbar eller implanterbar kunstig nyre er en af de hellige graler inden for nefrologisk forskning.

Fra den simple observation af naturfænomener til nutidens banebrydende medicinske teknologi er dialysens historie et vidnesbyrd om menneskets vilje til at overvinde udfordringer og forbedre livskvaliteten. Hver innovation, hver opdagelse har været styret af et dybt ønske om at hjælpe dem, der lider af nyresvigt, hvilket gør dialyse til en sand hyldest til videnskaben og menneskeheden.

- **De forskellige former for dialyse**

Selvom dialyse ofte opfattes som en ensartet procedure, findes den faktisk i flere former, der hver især er tilpasset specifikke behov og har sine egne fordele og ulemper. Disse former har udviklet sig gennem årene som svar på både teknologiske fremskridt og patienternes kliniske behov. Lad os udforske de vigtigste former for dialyse.

1. HÆMODIALYSE (HD)

Det er den mest udbredte form for dialyse og den, som den brede offentlighed kender bedst.

- **Princip:** Patientens blod pumpes ud af kroppen, filtreres gennem en dialysator (eller kunstig nyre) for at fjerne affaldsstoffer og overskydende væske og returneres derefter til kroppen.
- **Fordele:** Effektiv, kontrolleret i et hospitalsmiljø, giver mulighed for tæt overvågning af patienten.
- **Ulemper:** Kræver generelt lange sessioner flere gange om ugen, kan være begrænsende for patienten, risiko for infektion ved det vaskulære adgangssted.

2. HÆMODIALYSE I HJEMMET (HDD)

En variant af traditionel hæmodialyse, der gør det muligt for patienter at blive dialyseret derhjemme.

- **Princip:** Svarer til almindelig hæmodialyse, men udføres i hjemmet med specielt tilpasset udstyr.
- **Fordele:** Større fleksibilitet, hyppigere, men kortere dialyseperioder, forbedret livskvalitet.
- **Ulemper:** Kræver omfattende træning, skabelse af et passende hjemmemiljø og patientens eller en plejers ansvar for at administrere behandlingen.

3. PERITONEALDIALYSE (PD)

- **Princip:** Peritoneum, en naturlig membran i maven, bruges som et filter. En dialyseopløsning føres ind i

bughulen og drænes efter en vis tid, hvor den tager affaldsstoffer og overskydende væske med sig.
- **Fordele:** Kan udføres i hjemmet, større frihed for patienten, ikke behov for tunge maskiner, længere bevarelse af den resterende nyrefunktion.
- **Ulemper:** Risiko for peritoneal infektion, kræver flere væskeudskiftninger om dagen eller en maskine til automatiseret peritonealdialyse om natten.

4. HEPATISK DIALYSE
Mindre almindelig og bruges hovedsageligt til akut leversvigt.
- **Princip:** Svarer til hæmodialyse, men er designet til at fjerne giftige stoffer, der ophobes som følge af leversvigt.
- **Fordele:** Potentielt livreddende for patienter, der venter på en levertransplantation eller er ved at komme sig efter alvorlig hepatitis.
- **Ulemper:** Mindre udbredt, kræver specialudstyr.

Valget mellem disse forskellige dialyseformer afhænger af mange faktorer, herunder patientens generelle helbredstilstand, livsstil, personlige præferencer og geografiske placering. Det er vigtigt, at patienter og sundhedspersonale arbejder tæt sammen om at identificere den mest hensigtsmæssige og effektive metode for hver enkelt person.

- ## Dialyse som nyreerstatning
Nyrerne spiller en afgørende rolle i opretholdelsen af kroppens homøostatiske balance, idet de filtrerer affaldsstoffer og overskydende væske og udskiller dem i form af urin. Når nyrerne ikke længere kan udføre denne livsvigtige funktion, bliver dialyse et vigtigt alternativ. Lad os tage et kig på dialyse som nyreerstatning.

1. NYRERNES VIGTIGSTE FUNKTIONER

- **Filtrering og udskillelse:** Nyrerne filtrerer omkring 120 til 150 liter blod hver dag for at producere omkring 1 til 2 liter urin, der eliminerer affald og overskydende stoffer.
- **Væskebalance:** De regulerer volumen og koncentration af forskellige kropsvæsker.
- **Elektrolytregulering:** Nyrerne opretholder balancen mellem elektrolytter som natrium, kalium og calcium.
- **Hormonproduktion:** De producerer hormoner, der påvirker andre kropsfunktioner, såsom produktionen af røde blodlegemer (erythropoietin) og reguleringen af blodtrykket (renin).

2. BEHOVET FOR EN NYREERSTATNING

- **Akut nyresvigt (ARF):** En pludselig forringelse af nyrefunktionen, som ofte er reversibel med den rette behandling.
- **Kronisk nyresvigt (CRF):** En progressiv og ofte irreversibel forringelse af nyrefunktionen, som kræver langvarig behandling.

3. HVORDAN DIALYSE BRUGES SOM NYREERSTATNING

- **Fjernelse af affald:** Ligesom en naturlig nyre fjerner dialyse affald og overskydende stoffer fra blodet.
- **Balancering af elektrolytter:** Dialyse hjælper med at regulere niveauer som kalium, natrium og bicarbonat for at opretholde en stabil elektrolytbalance.
- **Fjernelse af overskydende væske:** Ved at fjerne overskydende væske hjælper dialyse med at forebygge ødemer, forhøjet blodtryk og andre komplikationer forbundet med væskeoverbelastning.
- **Hjælper med at regulere blodtrykket:** Ved at opretholde en passende volumen- og væskebalance.

4. BEGRÆNSNINGER VED DIALYSE SOM NYREERSTATNING

- **Ikke en nøjagtig kopi:** Selvom dialyse efterligner mange nyrefunktioner, kan den ikke helt erstatte en naturlig, fungerende nyre.
- **Manglende hormonproduktion:** Dialysemaskiner kan ikke producere hormoner på samme måde som naturlige nyrer.
- **Hyppighed og varighed:** Dialysebehandlinger er generelt nødvendige flere gange om ugen og kan vare flere timer, i modsætning til naturlige nyrer, som arbejder kontinuerligt.

Selvom dialyse er afgørende for mange mennesker, der lider af nyresvigt, erstatter den aldrig helt funktionen af en sund nyre. Den fungerer som en bro, der forlænger livet og forbedrer livskvaliteten, mens man venter på en mulig nyretransplantation eller genopretning af nyrefunktionen. Ved at forstå dialysens muligheder og begrænsninger kan man bedre styre patienterne og skræddersy behandlingen til den enkeltes behov.

Hvorfor har nogle patienter Har du brug for dialyse?

• Akut nyresvigt

Akut nyresvigt, også kendt som akut nyreskade, er en tilstand, hvor nyrerne pludselig holder op med at fungere ordentligt og ikke kan filtrere affaldsstoffer fra blodet. Denne tilstand kan udvikle sig i løbet af timer eller dage og kan være potentielt dødelig, hvis den ikke behandles omgående. Lad os se nærmere på denne tilstand.

1. ÅRSAGER TIL ARI
ARI kan forårsages af en lang række faktorer, der generelt klassificeres i tre hovedkategorier:
- **Præ-renal:** Problemer, der påvirker blodgennemstrømningen til nyrerne.
  - Dehydrering
  - Shock (hypovolæmisk, kardiogent)
  - Medicin, der påvirker nyrernes blodforsyning, såsom NSAID'er
  - Hjertesygdomme
- **Renal (eller intrinsisk):** Problemer, der er direkte relateret til nyrerne.
  - Glomerulonefritis
  - Nefrotoksiske lægemidler (såsom visse antibiotika)
  - Autoimmune sygdomme
  - Infektioner i nyrerne
  - Vaskulære sygdomme i nyrerne
- **Post-renal:** Obstruktioner, der påvirker evakueringen af urin.
  - Nyresten
  - Prostatahypertrofi
  - Svulster
  - Obstruktioner i urinvejene

2. SYMPTOMER PÅ ARI
Symptomerne kan variere afhængigt af tilstandens sværhedsgrad og den underliggende årsag:
- Nedsat urinproduktion
- Væskeophobning, der forårsager hævelse af ben, ankler eller fødder
- Åndenød
- Træthed
- Forvirring
- Kvalme
- Uregelmæssig hjerterytme

3. DIAGNOSE
Diagnosen er generelt baseret på :
- Patientens sygehistorie og symptomer
- Blodprøver til måling af kreatinin og urinstof
- Analyse af urin
- Ultralyd eller andre billeddannende tests

4. BEHANDLING
Behandlingen afhænger af årsagen til ARF:
- **Behandling af den underliggende årsag: For eksempel at** stoppe med et nefrotoksisk lægemiddel eller behandle en infektion.
- **Behandling af symptomer og komplikationer:** Dette kan omfatte medicin til at balancere elektrolytniveauer, diuretika til at øge urinproduktionen eller andre behandlinger til at håndtere specifikke symptomer.
- **Dialyse:** I alvorlige tilfælde, hvor nyrerne ikke genvinder deres funktion hurtigt, kan det være nødvendigt med midlertidig dialyse for at erstatte nyrernes filtreringsfunktion.

5. FOREBYGGELSE
Selvom ikke alle årsager til ARI kan forebygges, kan visse forebyggende foranstaltninger reducere risikoen:
- Tilstrækkelig hydrering, især under intens fysisk aktivitet eller i varmt vejr.
- Forsigtig brug af medicin, især dem, der kan påvirke nyrefunktionen.
- Regelmæssige sundhedstjek for personer i risikogruppen.

Akut nyresvigt er en medicinsk nødsituation, der kræver hurtig indgriben. Med en tidlig diagnose og passende behandling kan nyrefunktionen ofte genoprettes. Nøglen er hurtig genkendelse af symptomer og øjeblikkelig medicinsk indgriben.

- **Kronisk nyresvigt**

Kronisk nyresygdom (CKD) er et progressivt og normalt irreversibelt tab af nyrefunktion. Det opstår, når nyrerne er beskadiget og ikke længere kan filtrere blodet så effektivt som før. Lad os se nærmere på denne sygdom.

1. ÅRSAGER TIL CKD
En række tilstande kan føre til CKD, herunder :
- **Diabetes:** Dette er den mest almindelige årsag til CKD. For meget sukker i blodet kan skade nefronerne, nyrernes filtreringsenheder.
- **Forhøjet blodtryk:** Ukontrolleret forhøjet blodtryk kan forårsage skader på blodkarrene i nyrerne.
- **Glomerulonephritis:** Betændelse i glomeruli, som er de små filtreringsenheder i nyrerne.
- **Arvelige sygdomme:** f.eks. polycystisk nyresygdom.
- **Urinvejsobstruktioner:** f.eks. nyresten eller prostatahypertrofi.
- Autoimmune sygdomme: f.eks. lupus.

2. SYMPTOMER PÅ CKD
Symptomerne er ofte diskrete og kan udvikle sig langsomt over flere år. De omfatter:
- Træthed og svaghed
- Åndenød
- Hævelse af ankler, fødder og hænder
- Vedvarende kløende fornemmelse
- Hyppig vandladning, især om natten
- Forhøjet blodtryk
- Tab af appetit
- Søvnforstyrrelser
- Kvalme eller opkastning
- Koncentrationsproblemer

3. DIAGNOSE
Diagnosen er baseret på :
- **Blodprøver:** Måling af kreatinin- og urinstofniveauer.

- **Urinalyse:** Evaluering af proteiner og andre abnormiteter.
- **Medicinsk billeddannelse:** ultralyd, MRI eller CT-scanning for at visualisere nyrerne.
- **Nyrebiopsi:** En lille prøve af nyrevæv udtages for at blive undersøgt under mikroskop.

4. BEHANDLING
Selvom CKD ofte ikke kan omvendes, er det muligt at håndtere tilstanden og bremse dens udvikling:
- **Kontrol af de underliggende årsager:** For eksempel håndtering af diabetes eller forhøjet blodtryk.
- **Medicin:** Til behandling af symptomer og komplikationer, f.eks. diuretika, antihypertensiva eller medicin til regulering af elektrolytniveauet.
- **Kostændringer:** Begrænsning af indtaget af protein, salt og andre mineraler kan hjælpe med at reducere arbejdsbyrden på nyrerne.
- **Dialyse:** Når nyrerne ikke længere kan fungere ordentligt, kan det være nødvendigt med dialyse for at erstatte deres filtreringsfunktion.
- **Nyretransplantation:** Dette er en mulighed for visse patienter, hvor en sund nyre fra en donor erstatter en syg nyre.

5. FOREBYGGELSE
Forebyggelse er baseret på håndtering af de underliggende tilstande og opretholdelse af en sund livsstil:
- Regelmæssig kontrol af blodtryk og blodsukkerniveau.
- Oprethold en sund vægt.
- Indfør en afbalanceret kost.
- Begræns alkoholforbruget, og undgå rygning.
- Undgå ikke-essentielle nefrotoksiske lægemidler.

Kronisk nyresygdom er en alvorlig medicinsk tilstand med potentielt alvorlige helbredsmæssige konsekvenser. Med tidlig opsporing, passende behandling og livsstilsændringer er det muligt at bremse udviklingen og effektivt håndtere symptomerne. Bevidsthed om CKD er afgørende for at sikre tidlig behandling og forbedret livskvalitet for patienterne.

- **Andre indikationer for dialyse**

Selvom kronisk og akut nyresvigt er hovedårsagerne til, at dialyse er almindeligt anvendt, er der andre medicinske tilstande og situationer, der kan kræve dialyse. Her er en oversigt over andre indikationer for dialyse:

1. FORGIFTNING OG OVERDOSIS
- **Medicin:** Visse lægemidler, såsom barbiturater, lithium og aspirin, kan forårsage dialyse, hvis de tages i overdosis.
- **Toksiner: I tilfælde af** forgiftning med visse stoffer kan dialyse hjælpe med at fjerne toksinen fra systemet, som med ethylenglycol (frostvæske) eller methanol.

2. ELEKTROLYT-UBALANCE
- **Alvorlig hyperkaliæmi:** En høj koncentration af kalium i blodet kan være dødelig og påvirke hjertefunktionen. Dialyse kan bruges til hurtigt at eliminere overskydende kalium.
- **Alvorlige ubalancer i andre elektrolytter:** F.eks. meget høje niveauer af calcium eller fosfat.

3. ALVORLIG METABOLISK ACIDOSE
Når kroppen producerer et overskud af syrer eller ikke kan udskille dem ordentligt, kan det føre til acidose. I nogle tilfælde kan nyrerne ikke genoprette syre-base-balancen, så det bliver nødvendigt med dialyse.

4. OVERBELASTNING AF VAND
Hos nogle patienter, især dem med hjertesvigt, kan kroppens evne til at udskille overskydende væske være kompromitteret, hvilket fører til væskeoverbelastning. Hvis diuretika ikke virker, kan det være nødvendigt med dialyse for at fjerne den overskydende væske.

5. MYELOMATOSE-SYNDROMER
I nogle tilfælde af myelomatose produceres der store mængder lette proteiner (lette kæder), som kan skade nyrerne. Dialyse kan hjælpe med at fjerne disse proteiner fra blodet.

6. AUTOIMMUNE SYGDOMME
Ved tilstande som systemisk lupus erythematosus, hvor der er en unormal produktion af antistoffer, der kan skade nyrerne, kan dialyse være nødvendig, især under en alvorlig opblussen af sygdommen.

7. ANDRE SYSTEMISKE SYGDOMME
Visse sygdomme, såsom sklerodermi eller vaskulitis, kan have indflydelse på nyrefunktionen. I fremskredne tilfælde eller hvis der opstår komplikationer, kan dialyse være en behandlingsmulighed.

Selvom nyresvigt stadig er den mest almindelige indikation for dialyse, bruges det også som en livsvigtig behandling i en række andre medicinske situationer. At forstå disse indikationer gør det muligt for sundhedspersonalet at handle hurtigt, når en patient kunne have gavn af en dialyseprocedure. Dialysens evne til hurtigt at filtrere blodet for forskellige stoffer gør den uundværlig i en lang række kliniske sammenhænge.

Kapitel 2

DIALYSEMILJØET

Organisering af dialyseafdelingen

At drive en dialyseafdeling kræver omhyggelig organisering for at sikre patientsikkerheden, yde kvalitetspleje, optimere ressourcerne og garantere de ansattes velbefindende. Her er, hvordan en dialyseafdeling generelt er organiseret:

1. SERVICESTRUKTUR

- **Dialysestuer:** Disse områder er udstyret med stole eller senge til patienter samt dialysemaskiner, overvågningsudstyr og andet vigtigt udstyr.
- **Receptionsområde:** til at registrere patienter ved ankomst, administrere deres aftaler og lede dem til dialysestuen.
- **Forberedelsesområder:** Disse områder er dedikeret til forberedelse af dialyseopløsninger og det nødvendige udstyr.

2. AFDELINGENS PERSONALE

- **Specialiserede dialysesygeplejersker:** De spiller en central rolle i afviklingen af sessioner, overvågning af patienter, klargøring af maskiner og håndtering af eventuelle komplikationer.
- **Nefrologer:** Nyrespecialister, der overvåger behandlingen, justerer dialyseparametre og behandler medicinske komplikationer.
- **Dialyseteknikere:** De klargør og vedligeholder maskinerne, sikrer, at udstyret fungerer korrekt, og hjælper nogle gange til under sessionerne.
- **Socialassistenter:** De yder støtte til ikke-medicinske aspekter, såsom rådgivning, henvisning til ressourcer eller håndtering af sociale og økonomiske problemer.
- **Diætister:** De rådgiver patienter om passende diæter til dialyse og hjælper dem med at håndtere kostrestriktioner.

- **Administrativt personale:** De tager sig af administrative aspekter som booking af aftaler, fakturering og koordinering med andre lægetjenester.

3. PROTOKOLLER OG PROCEDURER

- **Indlæggelsesprocedurer:** Indledende patientvurdering, oprettelse af journaler, planlægning af dialyseprogram.
- **Sikkerhedsprotokoller:** Disse definerer foranstaltninger til at forhindre infektion, håndtere medicinsk affald, garantere sterilisering af udstyr og sikre patienternes og personalets sikkerhed.
- **Løbende uddannelse:** Regelmæssige programmer for personalet for at holde dem ajour med de nyeste teknikker, forskning og sikkerhedsstandarder inden for dialyse.

4. TVÆRFAGLIGT SAMARBEJDE

- **Regelmæssige møder:** Disse møder mellem nefrologer, sygeplejersker, teknikere, diætister og socialrådgivere gør det muligt at gennemgå patienternes sager, diskutere udfordringer og koordinere plejen.
- **Forbindelse med andre tjenester:** samarbejde med radiologiske tjenester for arteriovenøse fistler, med kirurgi for nyretransplantationer eller med psykologer for følelsesmæssig støtte.

5. KONTINUERLIG FORBEDRING

- **Patientfeedback:** Undersøgelser eller interviews for at forstå patienternes oplevelse og foreslå forbedringer.
- **Intern audit:** Regelmæssig gennemgang af processer, patientresultater og plejestandarder for at identificere områder, der kan forbedres.

At organisere et dialysetilbud er en kompleks opgave, der kræver tæt koordinering mellem mange fagfolk og konstant opmærksomhed på sikkerheden og kvaliteten af plejen. En veladministreret service forbedrer ikke kun patientresultaterne, men bidrager også til deres generelle velbefindende og velbefindende hos de professionelle, der tager sig af dem.

Nødvendigt udstyr til en dialysebehandling

• Dialysemaskiner

Dialysemaskinen er kernen i dialysebehandlingen. Dens design og funktion er afgørende for rensningen af blodet hos patienter, der lider af nyresvigt. Dette afsnit udforsker opbygningen, driften og vedligeholdelsen af disse maskiner.

1. MASKINENS OPBYGNING OG KOMPONENTER

- **Monitor:** Viser dialyseparametre som blodgennemstrømning, forløbet tid, dialyseopløsningens volumen og andre vigtige oplysninger.
- **Blodpumpe:** Regulerer cirkulationen af patientens blod gennem dialysatoren.
- **Dialysator:** Også kendt som en "kunstig nyre", det er her udvekslingen mellem patientens blod og dialyseopløsningen finder sted.
- **Pumper til dialysevæske:** Styrer flowet af dialysevæske gennem dialysatoren.
- **Varmesystem:** opvarmer dialyseopløsningen til en passende temperatur, før den når dialysatoren.
- **Alarmsystem:** Advarer om uregelmæssigheder eller funktionsfejl.

2. SÅDAN FUNGERER DET

- **Klargøring af maskinen:** Før hver session klargøres maskinen, så det sikres, at alle komponenter fungerer korrekt, og at de nødvendige løsninger er klar.
- **Blodcirkulation:** Blod tappes fra patienten, normalt gennem en vaskulær adgang som f.eks. en fistel, og pumpes derefter gennem dialysatoren.
- **Rensning:** I dialysatoren er blodet adskilt fra dialyseopløsningen af en semipermeabel membran. Affaldsprodukter og overskydende væske overføres fra blodbanen til dialyseopløsningen, som derefter drænes.
- **Blodretur:** Efter at have passeret gennem dialysatoren returneres det rensede blod til patienten.

3. PLEJE OG VEDLIGEHOLDELSE

- **Daglig rengøring:** Efter hver session rengøres maskinen for at forhindre infektion og sikre optimal ydeevne.
- **Desinfektion:** Maskinerne desinficeres regelmæssigt for at fjerne enhver mikrobiel kontaminering.
- **Regelmæssig vedligeholdelse:** Komponenter som pumper og alarmsystemer kontrolleres og serviceres regelmæssigt for at sikre, at de fungerer korrekt.
- **Udskiftning af dele:** Med tiden kan nogle dele blive slidt og skal udskiftes for at sikre en sikker og effektiv behandling.

4. INNOVATIONER OG TEKNOLOGISKE FREMSKRIDT

- **Bærbare maskiner:** Nye kompakte maskiner gør det muligt for patienter at modtage dialyse derhjemme eller på farten.
- **Individuel tilpasning:** Teknologiske fremskridt betyder, at dialyseparametre kan tilpasses yderligere til den enkelte patient.

- **Integrationsteknologier:** Moderne maskiner kan ofte integreres med andre hospitalssystemer, hvilket giver mulighed for fjernovervågning og -styring.

Dialysemaskiner er komplekse og livsvigtige apparater, der kræver konstant opmærksomhed og omhyggelig vedligeholdelse. At forstå deres opbygning og funktion er afgørende for enhver, der arbejder på en dialyseafdeling. Efterhånden som teknologien udvikler sig, bliver disse maskiner ved med at udvikle sig og tilbyde forbedret pleje til patienter, der lider af nyresvigt.

- **Forsyninger og forbrugsvarer**

I dialysemiljøet er det afgørende at have de rigtige forsyninger og forbrugsvarer for at sikre en sikker og effektiv patientpleje. Disse ting er generelt til engangsbrug for at forhindre infektion og sikre sterilitet. Her er en oversigt over de forsyninger og forbrugsvarer, der almindeligvis bruges på en dialyseafdeling:

1. VASKULÆR ADGANG
- **Katetre:** De bruges til midlertidig eller permanent adgang og indsættes i store blodkar.
- **Nåle:** Specielt designet til arteriovenøse fistler og grafts.
- **Bandager og forbindinger:** Til at dække og beskytte adgangsstedet efter dialyse.

2. DIALYSATOR OG KREDSLØB
- **Engangsdialysemaskiner:** De kaldes også "kunstige nyrer" og indeholder en semipermeabel membran, der filtrerer blodet.
- **Slange:** Slange, der forbinder patienten med dialysemaskinen.
- **Skylleopløsninger:** Til klargøring og test af kredsløbet før dialyse.

3. DIALYSEOPLØSNINGER
- **Poser med koncentreret opløsning:** blandes med renset vand for at skabe dialyseopløsningen.
- **Bicarbonatsyre:** Bruges ofte til at justere dialyseopløsningens pH.

4. MEDICIN OG ANTIKOAGULANTIA
- **Heparin:** Forhindrer blodpropper under dialyse.
- **Medicin til behandling af komplikationer:** f.eks. blodtrykssænkende medicin, kalkopløsninger eller medicin mod kvalme.

5. RENGØRINGS- OG DESINFEKTIONSUDSTYR
- **Desinficerende opløsninger:** Til rengøring af maskiner og overflader.
- **Sterile klude:** Til rengøring af adgangssteder eller hudområder.

6. TEST FORSYNINGER
- **Teststrimler:** Til kontrol af vandkvalitet og opløsningskoncentration.
- **Blodprøvetagningssæt:** Til overvågning af elektrolytniveauer, nyrefunktion og andre vigtige parametre.

7. DIVERSE GENSTANDE
- **Engangshandsker:** Til beskyttelse og forebyggelse af infektioner.
- **Poser til medicinsk affald:** Til sikker bortskaffelse af brugte forbrugsvarer.
- **Sprøjter og kanyler:** Til administration af medicin eller prøvetagning.

8. PERSONLIGE VÆRNEMIDLER (PPE)
- **Kittel:** Beskyt personalet mod utilsigtet kontakt med blod eller opløsninger.

- **Masker og beskyttelsesbriller:** Beskyt mod stænk.
- **Hætter og overtrækssko:** For at opretholde et sterilt miljø.

Dialyseartikler og forbrugsvarer spiller en afgørende rolle for at sikre, at behandlingen ikke kun er effektiv, men også sikker for patienter og sundhedspersonale. Håndteringen af disse forbrugsvarer kræver en grundig organisation, passende opbevaring og løbende uddannelse af personalet for at sikre, at de bruges korrekt og effektivt.

Sundheds- og sikkerhedsstandarder

Hygiejne og sikkerhed er af afgørende betydning på en dialyseafdeling. Dialysepatienter er ofte immunkompromitterede og har øget risiko for infektion. Desuden indebærer dialyseprocessen direkte eksponering for blod, hvilket øger risikoen for sygdomsoverførsel. Her er en oversigt over de væsentlige sundheds- og sikkerhedsstandarder i forbindelse med dialyse:

1. HÅNDHYGIEJNE
- **Regelmæssig håndvask:** Før og efter hver patient, før og efter brug af handsker, og efter enhver kontakt med kropsvæsker.
- **Brug af alkoholbaserede desinfektionsmidler:** Ud over at vaske hænder med vand og sæbe.

2. PERSONLIGE VÆRNEMIDLER (PPE)
- **Handsker:** Skift mellem patienter og efter enhver kontakt med blod eller andre kropsvæsker.
- **Kittel, maske, beskyttelsesbriller:** Skal bæres under procedurer, hvor der er risiko for stænk.
- **Håndtering og bortskaffelse:** Fjern og bortskaf PPE korrekt for at undgå krydskontaminering.

3. DESINFEKTION OG STERILISERING
- **Overflader:** Rengør og desinficer regelmæssigt overflader, især dem, der er i direkte kontakt med patienten eller udstyret.
- **Dialysemaskiner:** Følg producentens specifikke anvisninger for rengøring og desinfektion.
- **Genanvendelige instrumenter:** Steriliseres i henhold til medicinske standarder efter hver brug.

4. HÅNDTERING AF AFFALD
- **Specifikke beholdere:** Brug beholdere, der er specielt designet til biomedicinsk affald.
- **Sikker bortskaffelse: Sørg for,** at affald indsamles og bortskaffes i overensstemmelse med gældende standarder.

5. PATIENTSIKKERHED
- **Uddannelse:** Patienterne skal informeres om risici, fordele og proceduren ved dialyse.
- **Overvågning:** Konstant overvågning af patienter under dialyse for at opdage eventuelle problemer på et tidligt tidspunkt.

6. PERSONALETS SIKKERHED
- **Uddannelse:** Personalet skal regelmæssigt uddannes i bedste praksis inden for sundhed og sikkerhed.
- **Vaccinationer:** Sørg for, at alle medarbejdere er opdateret med de nødvendige vaccinationer, især hepatitis B.

7. FOREBYGGELSE AF INFEKTIONER
- **Vandkontrol:** Det **vand, der** bruges til dialyse, skal regelmæssigt testes og behandles for at fjerne forurenende stoffer.
- **Forebyggelse af infektioner i forbindelse med vaskulær adgang:** Brug aseptiske teknikker til

indsættelse og vedligeholdelse af katetre, fistler og transplantater.8. Nødsituationer
- **Nødudstyr:** Hav nødudstyr tilgængeligt, f.eks. en hjertestarter, nødkit og ilt.
- **Nødprotokoller:** Personalet skal trænes i at reagere hurtigt på nødsituationer som fald, allergiske reaktioner eller kardiovaskulære komplikationer.

Hygiejne- og sikkerhedsstandarder i dialyse er afgørende for at beskytte både patienter og personale. De kræver konstant årvågenhed, regelmæssig træning og opdatering i overensstemmelse med ny forskning og anbefalinger. Ved at overholde disse standarder kan dialyseafdelingerne tilbyde pleje af høj kvalitet og samtidig minimere risiciene for alle.

Kapitel 3

DIALYSESYGEPLEJERSKENS ROLLE

Forberedelse af patienten

- **Klinisk evaluering**

Klinisk vurdering er en grundlæggende del af behandlingen af dialysepatienter. Den bruges til at bestemme patientens generelle helbredstilstand, dialysens effektivitet og den mulige tilstedeværelse af komplikationer eller nye patologier. Her er en detaljeret guide til den kliniske vurdering af en dialysepatient:

1. AT STILLE SPØRGSMÅL
- **Generelle symptomer:** Træthed, vægttab, feber, kvalme, opkastning eller andre usædvanlige symptomer.
- **Specifikke symptomer:** Kramper, kløe, åndenød, ødemer, hypertension eller hypotension, smerter ved det vaskulære adgangssted.
- **Medicin:** Al nuværende medicin, nylige ændringer, medicinallergier og bivirkninger.
- **Sygehistorie:** Tidligere sygdomme, operationer, hospitalsindlæggelser og andre medicinske behandlinger.

2. FYSISK UNDERSØGELSE
- **Vitalitet:** Måling af blodtryk, hjertefrekvens, åndedrætsfrekvens og temperatur.
- **Vaskulært adgangssted:** Tjek for rødme, hævelse, varme eller smerte. Lyt efter blodgennemstrømningslyde (thrill) for at bekræfte korrekt funktion.
- **Kardiovaskulær undersøgelse:** Lyt til hjertelyde, tjek for ødemer i benene, vurder perifer cirkulation.
- **Lungeundersøgelse:** Lyt til lungerne for hvæsende vejrtrækning, rallen eller andre unormale lyde.
- **Abdominal undersøgelse:** Palper for at opdage enhver masse, smerte eller udspiling.

3. LABORATORIEVURDERINGER
- **Blodprøver:** Måler niveauet af urinstof, kreatinin, elektrolytter, bikarbonat, hæmoglobin og andre vigtige indikatorer for at vurdere nyrefunktionen og dialysens effektivitet.
- **Urintest:** for at tjekke for tilstedeværelse af protein, blod eller andre abnormiteter.
- **Andre specifikke tests:** For eksempel parathyroideahormonniveauer for patienter med sekundær hyperparathyroidisme.

4. VURDERINGER AF LIVSKVALITET
- **Følelsesmæssige og mentale tilstande:** Depression, angst eller andre psykologiske problemer, der er almindelige hos dialysepatienter.
- **Aktivitetsniveau og funktionsevne:** Vurder patientens evne til at udføre daglige aktiviteter.

5. ERNÆRINGSMÆSSIG VURDERING
- **Vægt:** Overvåg vægtudsving for at vurdere væskebalancen.
- **Kostindtag:** Undersøg kosten for at sikre, at den passer til nyrernes tilstand.

6. PERIODISKE VURDERINGER
- **Regelmæssig revurdering:** Patienterne bør vurderes regelmæssigt for at følge deres fremskridt og justere behandlingen, hvis det er nødvendigt.
- **Konsultationer med andre specialister:** efter behov, f.eks. en kardiolog, endokrinolog eller psykolog.

Klinisk vurdering er en løbende proces, der kræver opmærksomhed på detaljer, aktiv lytning og tæt samarbejde med patienten. Det gør det muligt at opdage problemer tidligt, justere behandlingen og yde omfattende pleje, hvilket optimerer resultaterne for dialysepatienter.

- **Psykologisk forberedelse**

Dialyse er en stor omvæltning for de fleste patienter. Ud over de fysiske konsekvenser kan dialyse have en dybtgående følelsesmæssig og psykologisk indvirkning. Psykologisk forberedelse er derfor afgørende for at hjælpe patienterne med at håndtere denne nye fase i deres liv.

1. ANERKENDELSE AF DEN FØLELSESMÆSSIGE PÅVIRKNING

- **Livsstilsændringer:** Herunder ændringer i den daglige rutine og engagement i behandlingen.
- **Frygt og ængstelse:** Anerkend bekymringer om proceduren, fremtiden og ændringer i helbredet.
- **Følelser af tab:** Identificer følelser af tab af normal nyrefunktion og uafhængighed.

2. FØLELSESMÆSSIG STØTTE

- **Støttegrupper:** Henvis patienter til støttegrupper, hvor de kan dele deres erfaringer og lære af andre.
- **Individuel terapi:** For dem, der har brug for det, kan terapi hjælpe med at håndtere følelser af depression, angst eller sorg.
- **Familie og venner:** Opmuntr patienterne til at tale om deres følelser og bekymringer med deres nærmeste.

3. UDDANNELSE OG INFORMATION

- **Dialyseprocessen:** En detaljeret forklaring af, hvad man kan forvente under dialysen, kan hjælpe med at reducere angsten.
- **Symptomhåndtering:** Information om, hvordan man håndterer almindelige bivirkninger, såsom træthed, kramper eller lavt blodtryk.
- **Patientrettigheder:** At forsikre patienterne om deres rettigheder, herunder retten til at deltage i beslutningstagningen om deres behandling.

4. TEKNIKKER TIL STRESSHÅNDTERING

- **Afslapning:** lære patienterne teknikker som dyb vejrtrækning, meditation og guidet visualisering.
- **Fysisk aktivitet:** Tilskynd til passende fysisk aktivitet for at reducere stress og forbedre humøret.
- **Hobbyer og fritidsaktiviteter:** Motivere patienter til at fortsætte med eller finde nye hobbyer for at distrahere og slappe af.

5. FORBEREDELSE TIL RUTINEÆNDRINGER

- **Planlægning:** Hjælpe patienter med at planlægge deres tidsplan, så den passer med dialysesessionerne.
- **Tilpasning til arbejdspladsen:** Diskuter mulige ordninger med din arbejdsgiver, f.eks. fleksible arbejdstider.

6. OPMUNTRING TIL SELVSTÆNDIGHED

- **Træning i selvdialyse:** Nogle patienter vælger selvdialyse i hjemmet. Hvis de trænes korrekt, kan det styrke deres følelse af uafhængighed.
- **Aktiv deltagelse:** Opmuntr patienterne til at stille spørgsmål og tage aktiv del i deres behandling.

7. KONTINUERLIG OVERVÅGNING

- **Regelmæssig opfølgning:** Planlæg regelmæssige konsultationer med en psykolog eller rådgiver for at overvåge patientens følelsesmæssige og psykologiske tilstand.

Psykologisk forberedelse er et afgørende aspekt i håndteringen af dialysepatienter. At anerkende og håndtere de følelsesmæssige og mentale udfordringer, der er forbundet med dialyse, kan forbedre patienternes livskvalitet og øge compliance med behandlingen. En omfattende tilgang, der omfatter følelsesmæssig støtte, uddannelse og stresshåndtering, er afgørende for at støtte patienterne gennem hele deres dialyserejse.

Opsætning og dialyseovervågning

• Tilslutning og frakobling

Et af de mest tekniske trin i dialyseprocessen er at tilslutte og frakoble patienten til og fra dialysemaskinen. Denne procedure, som kræver præcision og årvågenhed, er afgørende for at sikre patientens sikkerhed. Her er en detaljeret oversigt over disse trin:

1. FORBEREDELSE

- **Kontrol af udstyr:** Sørg for, at alle forbrugsvarer er tilgængelige: dialyseslanger, dialysatopløsning, antikoagulanter, forbindinger, sterile handsker osv.
- **Kontrol af maskinen:** Sørg for, at dialysemaskinen er ren, funktionsdygtig og klar til sessionen.
- **Forberedelse af patienten:** Undersøg det vaskulære adgangssted for tegn på infektion eller komplikation.

2. TILSLUTNING

- **Håndvask:** Dette er et afgørende skridt for at undgå kontaminering.
- **Klargøring af adgangsstedet:** Rengør det vaskulære adgangssted med et egnet antiseptisk middel, og lad det tørre.
- **Tilslutning:** Tilslut dialyseslangerne til maskinen. Sørg for, at luften fjernes helt fra slangerne for at undgå gasemboli.
- **Indføring af nåle:** Hvis patienten bruger en fistel eller et graft, skal nålene indføres i overensstemmelse med protokollerne. Hvis patienten bruger et kateter, skal det forbindes til slangerne.

- **Start dialyse: Når** alt er tilsluttet korrekt, skal du starte dialyseprocessen ved at følge de foreskrevne parametre.

3. OVERVÅGNING

- **Under dialyse:** Overvåg løbende patienten for tegn på ubehag, hypotension eller andre komplikationer.
- **Maskinovervågning: Sørg for**, at maskinen fungerer korrekt, og at alarmerne er aktiveret.

4. AFBRYD FORBINDELSEN

- **Standsning af maskinen:** Når sessionen er slut, skal du standse dialysemaskinen og overvåge patientens vitale tegn.
- **Fjernelse af nåle:** Fjern forsigtigt nålene fra fistlen eller graftet med et let tryk for at undgå blødning.
- **Frakobling af kateter:** Hvis der anvendes et kateter, skal det frakobles dialyseslangerne.
- **Rengøring af stedet:** Rengør adgangsstedet igen med et antiseptisk middel.
- **Forbinding:** Læg en steril forbinding på adgangsstedet.

5. EFTER DIALYSE

- **Postdialyseovervågning: Overvåg** patienten i en periode for at sikre, at der ikke er nogen postdialysekomplikationer.
- **Råd til patienten:** Fortæl patienten, hvad han/hun skal holde øje med, når han/hun kommer hjem, og hvornår han/hun skal komme igen til næste session.

Tilslutning og frakobling af dialysemaskinen er vigtige trin, der kræver grundig træning, dygtighed og konstant opmærksomhed. Når disse procedurer udføres korrekt, garanterer de patientsikkerhed og effektiv behandling.

- **Kontinuerlig overvågning**

Tilstrækkelig og kontinuerlig monitorering er afgørende under dialysebehandlinger for at sikre patientsikkerheden og optimere behandlingsresultaterne. Her er en detaljeret oversigt over kontinuerlig monitorering under dialysebehandling:

1. OVERVÅG VITALE TEGN

- **Hjertefrekvens:** Sørg for, at hjertefrekvensen forbliver inden for et normalt område for patienten. Variationer kan indikere en komplikation.
- **Blodtryk:** Pludselige ændringer i blodtrykket kan forekomme under dialyse, især på grund af den hurtige fjernelse af væske.
- **Temperatur:** En stigning i temperaturen kan indikere en infektion.
- **Vejrtrækning: Hold øje med** hastigheden og dybden af din vejrtrækning. Overfladisk eller hurtig vejrtrækning kan signalere et problem.

2. OBSERVATION AF VASKULÆR ADGANG

- **Udseende:** Tjek adgangsområdet regelmæssigt for tegn på infektion, rødme, hævelse eller hæmatom.
- **Blodgennemstrømning:** Sørg for, at blodgennemstrømningen er stabil, og at der ikke er tegn på obstruktion eller komplikationer.

3. OVERVÅGNING AF DIALYSEMASKINEN

- **Parametre:** Sørg for, at alle parametre (f.eks. dialysatflowhastighed, temperatur, tryk osv.) er som foreskrevet for patienten.
- **Alarmer:** Sørg for, at alle alarmer fungerer korrekt. I tilfælde af en alarm skal du hurtigt identificere årsagen og tage affære, hvis det er nødvendigt.

4. VURDERING AF PATIENTENS VELBEFINDENDE

- **Generelle symptomer:** Spørg jævnligt patienterne om deres tilstand, især hvis de oplever svimmelhed, kvalme, kramper eller andet ubehag.
- **Følelsesmæssig tilstand:** Sørg for, at patienten er afslappet og beroliget. Øget angst eller følelsesmæssig stress kan have skadelige virkninger.

5. OVERVÅGNING AF VÆGT OG VÆSKEBALANCE

- **Vægt:** Vej patienten før og efter hver behandling for at vurdere, hvor meget væske der er fjernet.
- **Urinmængde:** Hvis patienten stadig producerer urin, skal mængden måles og dokumenteres.

6. OVERVÅG DIALYSATETS KVALITET

- **Koncentration:** Sørg for, at dialysatopløsningen har den korrekte koncentration af elektrolytter.
- **Temperatur:** Sørg for, at den holder sig inden for det foreskrevne område.

7. VURDERING AF SYMPTOMER EFTER DIALYSE

- **Almindelige symptomer:** Efter dialyse kan nogle patienter opleve træthed, kramper eller hovedpine. Hold øje med disse symptomer og informer lægen, hvis det er nødvendigt.

8. DOKUMENTATION

- **Patientjournal:** Registrer alle relevante detaljer om sessionen, herunder maskinparametre, vitale tegn, hændelser eller komplikationer og eventuelle udførte procedurer.

Kontinuerlig overvågning er et nøgleelement i dialysebehandlingens sikkerhed og effektivitet. Sygeplejersken eller teknikeren skal være uddannet til hurtigt at genkende advarselssignaler og gribe ind på passende vis. Omhyggelig overvågning sikrer ikke kun patientens fysiske velbefindende, men bidrager også til at give dem ro i sindet under denne vigtige procedure.

Håndtering af komplikationer

- **Hypotension**

Hypotension, eller lavt blodtryk, er en af de mest almindelige komplikationer ved dialyse, især hæmodialyse. En grundig forståelse af denne komplikation er afgørende for at kunne forebygge og håndtere den.

1. DEFINITION OG DIAGNOSE
- **Hvad er hypotension?** Et fald i det systoliske blodtryk til under 90 mmHg eller et fald på mere end 20 mmHg sammenlignet med patientens oprindelige tryk.
- **Tegn og symptomer:** Træthed, svimmelhed, kvalme, kramper, synsforstyrrelser, hjertebanken, brystsmerter og i alvorlige tilfælde bevidstløshed.

2. ÅRSAGER TIL HYPOTENSION I DIALYSE
- **Hurtig udtømning af væske: Hvis man** udtømmer for meget blodvolumen på kort tid, kan det reducere blodvolumen og forårsage hypotension.
- **Hjertedysfunktion:** Patienter med tidligere hjerteproblemer kan have en nedsat evne til at kompensere for hurtige ændringer i volumen.
- **Dialysatets temperatur:** Et dialysat, der er for varmt, kan forårsage vasodilatation og sænke blodtrykket.
- **Antihypertensiv medicin:** Hvis man tager antihypertensiv medicin før dialyse, kan det øge risikoen for hypotension.
- **Måltider før dialyse: Hvis** man spiser lige før eller under dialyse, kan det lede blodstrømmen til mave-tarmkanalen og reducere blodtilførslen til hjertet.

3. FOREBYGGELSE
- **Justering af den mængde væske, der skal trækkes ud:** Vurder nøjagtigt den mængde væske, der skal trækkes ud under hver session.
- **Overvågning af dialysatets temperatur:** Hold dialysatet ved en passende temperatur for at minimere vasodilatation.
- **Medicinhåndtering:** Gennemgå og juster antihypertensiv medicin før dialyse.
- **Råd om måltider:** Råd patienterne til at undgå at spise lige før eller under dialysen.

4. BEHANDLING AF HYPOTENSION
- **Afbryd væskeudtagningen:** Stop eller reducer væskeudtagningen, så snart der registreres hypotension.
- **Patientpositionering:** Anbring patienten i Trendelenburg-position (hovedet lavere end fødderne) for at øge det venøse tilbageløb.
- **Væsketilførsel:** Giv en saltvandsopløsning for at øge blodvolumen.
- **Løbende overvågning:** Overvåg de vitale tegn nøje, indtil de er stabile.
- **Vurdering af medicinering:** Revurder patientens medicinering, især antihypertensiv medicin, og juster i overensstemmelse hermed.

Hypotension under dialyse er en almindelig, men håndterbar komplikation. Omhyggelig overvågning, hurtig indgriben og grundig patientuddannelse i forebyggende foranstaltninger er afgørende for at sikre patienternes sikkerhed og velbefindende under dialysebehandlingerne.

- **Kramper**

Muskelkramper er en almindelig komplikation under hæmodialyse. De er ofte smertefulde og kan påvirke patienternes livskvalitet betydeligt. At forstå kramper under dialyse og vide, hvordan man forebygger og håndterer dem, er afgørende for at sikre patientens komfort.

1. DEFINITION OG DIAGNOSE
- **Hvad er en krampe?** En ufrivillig, pludselig og smertefuld sammentrækning af en muskel eller en gruppe af muskler.
- **Områder, der påvirkes:** Selvom alle muskler kan blive påvirket, er det mest almindeligt, at kramper under dialyse påvirker benmusklerne.

2. ÅRSAGER TIL KRAMPER I DIALYSE
- **Hurtig væskefjernelse**: Hurtig væskefjernelse under hæmodialyse kan reducere blodvolumen og elektrolytkoncentration og forårsage kramper.
- **Elektrolytubalance:** Unormale niveauer af visse elektrolytter, især natrium, kalium og calcium, kan føre til kramper.
- **Ophobning af toksiner:** Dialyse fjerner måske ikke alle toksiner effektivt, hvilket kan påvirke muskelfunktionen.

3. FOREBYGGELSE
- **Moderat væskeudtagning:** Sørg for at udtage den foreskrevne mængde væske med en moderat hastighed, så du undgår for hurtig udtagning.
- **Elektrolytovervågning:** Hold øje med patientens elektrolytniveauer, og juster dialysatet, hvis det er nødvendigt.
- **Taurintilskud:** Nogle undersøgelser tyder på, at taurin kan hjælpe med at forebygge kramper under dialyse, men der er behov for yderligere forskning.

4. HÅNDTERING AF KRAMPER
- **Reducere væsketilførslen:** Hvis patienten begynder at få kramper, kan man overveje at reducere væsketilførslen.

- **Stræk den berørte muskel:** Bed patienten om forsigtigt at strække den berørte muskel. Ved lægkrampe kan patienten f.eks. prøve at strække benet og forsigtigt trække tæerne ind mod sig selv.
- **Tilskud af elektrolytter:** Hvis der er mistanke om elektrolytubalance, bør man overveje at justere dialysatet eller give tilskud.
- **Medicin:** I nogle tilfælde kan medicin som kinin eller andre krampestillende midler ordineres, selvom brugen af dem kan have bivirkninger.

Kramper under dialyse kan være ubehagelige og forstyrrende for patienterne. Omhyggelig overvågning, hurtig indgriben og grundig patientuddannelse i forebyggelse og håndtering af kramper kan være med til at forbedre dialyseoplevelsen og livskvaliteten.

• Andre almindelige komplikationer
Selvom dialyse er en livreddende procedure, er den forbundet med en række potentielle komplikationer. Ud over lavt blodtryk og kramper kan der opstå andre komplikationer under eller efter en dialysebehandling.

1. INFEKTION
- **Vaskulær adgang:** Adgang (fistel, graft eller kateter) er en potentiel infektionsvej.
- **Forebyggelse:** Sørg for aseptisk teknik under tilslutning og frakobling. Overvåg adgangen regelmæssigt for tegn på infektion.
- **Behandling: Hvis der er** tegn på infektion, kan behandlingen omfatte antibiotika og, i nogle tilfælde, operation for at fjerne et inficeret kateter.

2. ANÆMI

- **Årsag:** Blodtab under sessioner og nedsat produktion af erythropoietin på grund af syge nyrer kan føre til anæmi.
- **Forebyggelse:** Minimer blodtabet under dialysen, og kontroller hæmoglobin- og hæmatokritniveauerne regelmæssigt.
- **Behandling:** Administration af erythropoietin og jerntilskud, hvis det er nødvendigt.

3. KNOGLE- OG MINERALPROBLEMER

- **Årsag:** Nyresygdom kan påvirke balancen mellem calcium og fosfor, hvilket påvirker knoglerne.
- **Forebyggelse:** Kontrolleret diæt, fosforbindende medicin og justering af dialysat.
- **Behandling:** Calciumtilskud, aktivt D-vitamin og andre lægemidler til regulering af knoglemetabolismen.

4. UDMATTELSESSYNDROM VED DIALYSE

- **Årsag:** Træthed efter dialyse på grund af hurtige ændringer i kropsvolumen og elektrolytbalance.
- **Forebyggelse:** Justering af hastigheden og mængden af væske, der trækkes ud.
- **Behandling:** Hvile og i nogle tilfælde justering af dialyseskemaet.

5. FUNKTIONSFEJL I VASKULÆR ADGANG

- **Årsag:** Blokeringer, stenose eller trombose kan påvirke fistlen, graftet eller kateteret.
- **Forebyggelse:** Regelmæssig overvågning af adgang, aseptiske teknikker og undgåelse af kompression.
- **Behandling:** Kirurgiske eller radiologiske indgreb for at genoprette kredsløbet.

6. KOMPLIKATIONER RELATERET TIL DIALYSATET
- **Årsag:** Elektrolytubalance, forurening eller allergiske reaktioner.
- **Forebyggelse:** Kontrol af dialysatets sammensætning og regelmæssig vedligeholdelse af dialysemaskinen.
- **Behandling:** Justering af dialysat og behandling af symptomer.

Viden om de potentielle komplikationer, der er forbundet med dialyse, er afgørende for at kunne forebygge og håndtere dem. Konstant overvågning, åben kommunikation med patienten og løbende uddannelse er afgørende for at sikre patientens sikkerhed og velbefindende under og efter hver dialysesession.

Patientuddannelse

Uddannelse af dialysepatienter er afgørende for deres autonomi, sikkerhed og behandlingens succes. Passende information kan hjælpe patienterne til bedre at forstå deres tilstand, overholde behandlingen og spille en aktiv rolle i håndteringen af deres helbred.

1. INTRODUKTION TIL DIALYSE
- **Hvad er dialyse?** Forklaring af de grundlæggende principper.
- **Hvorfor er det nødvendigt?** Diskussion af nyrefunktion og årsagerne til dialyse.
- **Typer af dialyse:** Hæmodialyse vs. peritonealdialyse.

2. FORSTÅELSE AF NYRESVIGT
- **Hvad gør nyrerne?** Nyrernes betydning i kroppen.
- Årsager til nyresvigt: Akut vs. kronisk.
- **Tegn og symptomer:** Sådan genkender du problemer.

3. VASKULÆR ADGANG
- **Typer af adgang:** Fistel, graft, kateter.
- **Adgang til pleje:** Hygiejne, overvågning og forebyggelse af komplikationer.

4. TYPISK DIALYSESESSION
- **Før sessionen:** Forberedelser og forventninger.
- **Under sessionen:** Proces, monitorering og håndtering af symptomer.
- **Efter sessionen:** Recovery, monitorering og hjemmepleje.

5. KOST OG VÆSKE
- **Betydningen af kost:** Kostens indvirkning på dialyse og nyresundhed.
- **Væskegrænser:** Vigtighed og tips til håndtering.
- **Elektrolytter, du skal holde øje med:** Kalium, fosfor, calcium, natrium.

6. LÆGEMIDLER
- **Almindelig medicin:** Antihypertensiva, jerntilskud, fosforbindere.
- **Betydningen af medlemskab:** Konsekvenser af ikke-medlemskab.
- **Håndtering af bivirkninger:** Hvordan man genkender dem, og hvad man skal gøre.

7. HÅNDTERING AF KOMPLIKATIONER
- **Anerkendelse:** Tegn og symptomer på almindelige komplikationer.
- Hvad du skal gøre i tilfælde af komplikationer Førstehjælp og hvornår man skal søge hjælp.

8. DAGLIGDAG OG FØLELSESMÆSSIG STØTTE
- **Daglige aktiviteter:** Arbejde, sport, fritid.

- **Følelsesmæssig støtte:** Håndtering af stress, depression og angst.
- **Tilgængelige ressourcer:** Støttegrupper, terapier, sociale tjenester.

9. FREMTIDSUDSIGTER
- **Nyretransplantation:** Hvad du har brug for at vide, og hvordan du forbereder dig.
- Nye teknologier og behandlinger: At holde sig ajour med de seneste fremskridt.

Patientuddannelse er en central søjle i behandlingen af nyresvigt og dialyse. Ved at give patienterne de værktøjer og oplysninger, de har brug for, kan sundhedspersonalet hjælpe dem med at leve et sundere, mere uafhængigt og mere tilfredsstillende liv.

Kapitel 4

SÆRLIGE TEKNIKKER

Hæmodialyse

- **Grundlæggende principper**

Dialyse er en kompleks, men vigtig proces, der delvist erstatter nyrernes funktion, når de ikke længere kan udføre deres arbejde. For en nybegynderpatient, eller for enhver, der ønsker at forstå denne procedure, er det afgørende at kende dens grundlæggende principper.

1. HVAD ER DIALYSE?

- **Definition:** Dialyse er en medicinsk procedure, der hjælper med at fjerne affaldsstoffer, salt og overskydende vand fra kroppen. Det hjælper også med at regulere sikre niveauer af visse vigtige kemikalier i blodet, såsom kalium, natrium og bicarbonat.
- **Formål:** Dialysens vigtigste funktion er at opretholde balancen af stoffer i blodet, hvilket de syge nyrer ikke længere kan gøre effektivt.

2. HVORFOR ER DET NØDVENDIGT?

- **Nyrernes rolle:** Nyrerne filtrerer og udskiller affaldsstoffer fra blodet, så der dannes urin. De hjælper også med at regulere blodtrykket og elektrolytbalancen og producerer hormoner.
- **Nyresvigt:** Når nyrerne svigter, ophobes der affaldsstoffer i kroppen, hvilket kan være farligt. Dialyse tager over for at hjælpe med at eliminere dette affald.

3. HVORDAN FUNGERER DET?

- **Diffusionsprincippet:** Blodaffald passerer gennem en semipermeabel membran til en opløsning (dialysat), som tiltrækker det. Koncentrationen af dette affald er højere i blodet end i dialysatet, og derfor bevæger affaldet sig.

- **Osmotisk balance:** Eliminering af overskydende vand fra blodet opnås ved osmose, hvor vand bevæger sig fra et område med lav koncentration af opløste stoffer til et område med høj koncentration.

4. TYPER AF DIALYSE
- **Hæmodialyse:** Blodet pumpes fra kroppen til en dialysemaskine, som filtrerer det og returnerer det til kroppen.
- **Peritonealdialyse:** Dialysevæske føres ind i bughulen gennem et kateter. Affaldsprodukter elimineres gennem bughinden, og væsken drænes derefter.

5. BETYDNINGEN AF DIALYSAT
- **Sammensætning:** Dialysat er en specielt formuleret opløsning, der hjælper med at fjerne affaldsstoffer og balancere elektrolytniveauet i blodet.
- **Rolle:** Ud over at fjerne affaldsstoffer kompenserer dialysat for elektrolytubalancer (såsom kalium eller calcium) for at opretholde et sundt miljø for kroppen.

Dialyse er et livsvigtigt medicinsk indgreb for mange mennesker, der lider af nyresvigt. Selvom det er komplekst, bygger den grundlæggende forståelse på principperne om diffusion og osmose for at eliminere affaldsstoffer og balancere stoffer i blodet. En grundlæggende viden om denne procedure hjælper patienter og deres familier med at forstå og håndtere denne vigtige del af deres medicinske behandling.

• Trin-for-trin procedure
Selvom hvert dialysecenter kan have sine egne specifikke procedurer, er her en generel rækkefølge af trin, der følges under en dialysesession, med hovedfokus på hæmodialyse, den mest almindelige form.

1. FORBEREDELSE AF PATIENTEN

- **Klinisk vurdering:** Kontrol af vitale tegn (blodtryk, puls, temperatur).
- **Vejning:** For at bestemme mængden af vand, der skal fjernes under sessionen.
- **Undersøgelse af den vaskulære adgang:** se efter tegn på infektion eller dysfunktion.

2. KLARGØRING AF DIALYSEMASKINEN

- **Rengøring:** Sørg for, at maskinen er ren og desinficeret.
- **Dialysatindstilling:** I henhold til patientens specifikke behov.
- **Klargøring af filteret (dialysatoren):** Installation og priming med saltvandsopløsning.
- **Test af maskinen:** For at sikre, at der ikke er lækager, og at alt fungerer korrekt.

3. TILSLUTNING AF PATIENTEN TIL MASKINEN

- **Rengøring af adgangen:** Adgangen (fistel, graft eller kateter) rengøres med et antiseptisk middel.
- **Indsættelse af nåle:** I tilfælde af fistler eller transplantater indsættes to nåle: en til at trække blodet ud (arteriel nål) og den anden til at returnere det (venøs nål).
- **Katetertilslutning:** Hvis patienten har et kateter, tilsluttes det direkte til maskinens slanger.

4. PÅBEGYNDELSE AF DIALYSE

- **Pumpen startes:** Blodet begynder at blive pumpet ud af kroppen og passerer gennem dialysatoren, hvor det renses og derefter returneres til kroppen.
- **Kontinuerlig overvågning:** Parametre som blodtryk, hjertefrekvens og blodgennemstrømning overvåges regelmæssigt. Vitale tegn tages normalt hvert 30. minut.

5. UNDER DIALYSE
- **Fjernelse af væske:** Maskinen er indstillet til at fjerne en vis mængde væske fra kroppen, afhængigt af den vægt, man har taget på mellem behandlingerne.
- **Symptomovervågning:** Se efter tegn på hypotension, kramper, hovedpine eller andre symptomer. Parametrene kan justeres, hvis det er nødvendigt.
- **Aktiviteter:** Nogle patienter kan læse, se fjernsyn, sove eller endda arbejde på en computer under dialysen.

6. AFSLUTNING AF DIALYSESESSION
- **Lukning af maskinen:** Når sessionstiden er udløbet, lukkes maskinen ned.
- **Fjernelse af nålene:** Nålene fjernes, og der lægges pres på for at forhindre blødning.
- **Vejning efter dialyse:** For at bestemme mængden af fjernet væske.
- **Vurdering efter dialyse:** Tjek for eventuelle symptomer eller komplikationer, og tjek vitale tegn.

7. AFBRYDELSE OG OPFØLGNING
- **Rengøring af adgang:** Adgangen rengøres og desinficeres igen.
- **Dataregistrering:** Alle relevante oplysninger registreres i patientens journal.
- **Instruktioner:** Hvis det er nødvendigt, gives der instruktioner til perioden mellem sessionerne.

Selvom dialyseproceduren er rutine for læger og mange patienter, er det en omhyggelig proces, der kræver konstant opmærksomhed på detaljer for at sikre behandlingens sikkerhed og effektivitet. At forstå de involverede trin kan hjælpe patienter og dem omkring dem til bedre at forstå, hvad de gennemgår, og til at arbejde mere effektivt med det medicinske team.

• Håndtering af vaskulær adgang

Vaskulær adgang er afgørende for hæmodialyse. Det er det sted, hvor blodet fjernes fra kroppen og returneres efter at være blevet renset af dialysemaskinen. Korrekt håndtering af vaskulær adgang er afgørende for at sikre effektive og ukomplicerede dialysesessioner.

1. TYPER AF VASKULÆR ADGANG

- **Arteriovenøs fistel (AVF):** Skabt kirurgisk ved at forbinde en arterie med en vene, som regel i armen. Det er den foretrukne adgang på grund af dens lange levetid og lave risiko for infektion.
- **Arteriovenøs graft:** Bruger et syntetisk rør til at forbinde en arterie med en vene, normalt når patientens blodkar ikke er egnede til at skabe en AVF.
- **Centralt venekateter:** Føres ind i en stor vene, som regel på halsen eller i brystet. Det bruges, når hæmodialyse skal startes hurtigt, men anbefales ikke som en langsigtet løsning.

2. OVERVÅGNING AF VASKULÆR ADGANG

- **Fysisk undersøgelse:** Adgangen skal palperes og auskulteres regelmæssigt for at opdage den "spænding" (vibration) og "støj" (summen), der er karakteristisk for god blodgennemstrømning.
- **Overvågning af komplikationer:** se efter tegn på infektion, trombose, stenose eller aneurisme.
- **Flowtest:** Måling af blodgennemstrømning for at vurdere adgangens ydeevne.

3. VEDLIGEHOLDELSE OG PLEJE

- **Rengøring:** Adgangen skal rengøres omhyggeligt før hver dialysebehandling for at reducere risikoen for infektion.
- **Beskyttelse:** Undgå at bære stramt tøj, sove på adgang eller bruge din arm til at bære tunge byrder.

- **Overvejelse af hæmatom:** I tilfælde af blødning efter dialyse skal der anvendes tilstrækkeligt tryk. Ethvert betydeligt hæmatom skal vurderes af en sundhedsfaglig person.

4. HÅNDTERING AF KOMPLIKATIONER
- **Infektioner:** Tegn på infektion, såsom rødme, varme, smerte eller udflåd, skal behandles med det samme. Antibiotika kan være nødvendigt.
- **Trombose:** Tilstedeværelsen af blodpropper kan blokere adgangen. Behandlingerne omfatter trombolyse eller kirurgi.
- **Stenose:** En forsnævring af adgangen kan kræve angioplastik eller operation for at rette op på det.

5. UDSKIFTNING ELLER LUKNING AF ADGANG
- **Adgangsfejl:** Hvis en adgang fejler og ikke kan repareres, kan det være nødvendigt med en ny adgang.
- **Lukning:** Hvis en patient ikke længere har brug for dialyse (f.eks. efter en nyretransplantation), kan adgangen efterlades på plads eller lukkes kirurgisk, afhængigt af omstændighederne.

Effektiv håndtering af vaskulære adgange er afgørende for at sikre, at patienterne får optimal dialysebehandling. Valget af adgang, regelmæssig overvågning og forebyggelse af komplikationer er nøgleelementer i denne behandling. Åben kommunikation mellem patienten og dialyseteamet er afgørende for at identificere problemer tidligt og sikre passende pleje.

Peritonealdialyse

- **Forståelse af peritonealdialyse**

Peritonealdialyse er en behandlingsform, der bruger patientens peritoneale membran som et filter til at fjerne affaldsstoffer og overskydende væske fra kroppen. Denne membran dækker maven og de indre organer. Peritonealdialyse er et alternativ til hæmodialyse, som er den mest almindelige form for dialyse.

1. HVORDAN FUNGERER DET?

- **Dialyseopløsning:** En særlig opløsning, ofte kaldet dialysat, indføres i bughulen gennem et kateter. Denne opløsning trækker affaldsstoffer og overskydende væske gennem peritonealmembranen.
- **Udskiftning:** Efter en vis periode tappes dialyseopløsningen ud af maven og erstattes af en ny. Denne proces kaldes udskiftning.

2. TYPER AF PERITONEALDIALYSE

- **Kontinuerlig ambulant peritonealdialyse (CAPD):** Udskiftninger udføres manuelt, normalt 4 gange om dagen med regelmæssige intervaller.
- **Automatiseret peritonealdialyse (APD):** En maskine kaldet en "cycler" udfører udskiftningerne om natten, mens patienten sover.

3. FORDELE

- **Fleksibilitet:** Giver patienten en vis grad af mobilitet og kan udføres i hjemmet.
- **Færre kostrestriktioner:** Sammenlignet med hæmodialyse.
- **Hæmodynamisk stabilitet:** Færre hurtige udsving i blodtrykket, hvilket er mere skånsomt for hjertet og blodkarrene.

4. BEGRÆNSNINGER
- **Krav om selvforvaltning:** Patienten skal være i stand til at foretage udskiftningerne selv eller have nogen til at hjælpe sig.
- **Risiko for infektion:** Især peritonitis, en infektion i bughinden.
- **Pladsbehov:** Til opbevaring af forsyninger derhjemme.

5. INSTALLATION AF KATETER
- **Mindre operation:** For at indsætte et fleksibelt kateter i maven.
- **Ventetid:** Kateteret bliver normalt siddende i flere uger for at hele, før man begynder at udskifte det.

6. OVERVÅGNING OG OPFØLGNING
- **Regelmæssige besøg hos nefrologen:** For at vurdere effektiviteten af behandlingen og overvåge nyrefunktionen.
- **Løbende uddannelse:** For at sikre, at patienten forstår, hvordan man udfører udvekslinger korrekt, og hvordan man genkender tegn på infektion eller andre komplikationer.

7. MULIGE KOMPLIKATIONER
- **Peritonitis:** Infektion i peritonealmembranen, der kan kendes på mavesmerter, uklart dialysat og feber.
- **Blokeringer eller lækager:** Fra kateteret, som kan kræve justeringer eller indgreb.
- **Brok:** På grund af det øgede abdominale tryk forårsaget af dialysatet.

Peritonealdialyse er en god mulighed for mange patienter med nyresvigt. Det giver større uafhængighed og fleksibilitet end hæmodialyse, selvom det kræver aktiv deltagelse fra patientens side. Som med enhver form for behandling er det vigtigt at være velinformeret, at have en god kommunikation med det medicinske team og at følge instruktionerne nøje for at maksimere fordelene og minimere risiciene.

- **Tilslutnings- og frakoblingsteknikker**

Tilslutning og frakobling er kritiske trin i dialyseprocessen, især ved hæmodialyse, som kræver direkte adgang til patientens blodstrøm. Det er afgørende, at disse trin udføres med præcision og hygiejne for at forhindre komplikationer, især infektioner.

TILSLUTNING TIL DIALYSEMASKINEN
1. Forberedelse :
- **Kontrol af patientens identitet:** Bekræft altid patientens identitet, før du går i gang.
- **Forberedelse af området:** Sørg for, at arbejdsområdet er rent og godt oplyst.
- **Håndvask:** Dette er et vigtigt skridt i forebyggelsen af infektioner.
- **Forberedelse af patienten:** Kontrollér adgangspunktet (arteriovenøs fistel, graft eller kateter).

2. Tilslutning :
- **Rengøring af adgangsstedet:** Brug en antiseptisk opløsning til at rengøre adgangsstedet.
- **Indføring af nål:** Ved AVF eller grafting indføres nålene - en til blodtilførslen og en til tilbageløbet.
- **Tilslutning til kredsløbet:** Tilslut nålene til maskinens dialysekredsløbsslange.
- **Start af maskinen:** Følg instruktionerne på maskinen for at starte dialysen.

FRAKOBLING AF DIALYSEMASKINEN
1. Afslutning af dialysesession:
- **Standsning af maskinen:** Følg instruktionerne for at standse maskinen sikkert.

- **Tilspænding af slangen:** Tilspænd slangen for at forhindre blødning eller luft i at trænge ind.
- **Fjernelse af nåle:** Fjern forsigtigt nålene fra adgangsstedet.

2. Pas på efter frakobling:
   - **Kompression af indstiksstedet:** Læg et fast tryk med en steril kompres på adgangsstedet for at forhindre blødning.
   - **Overvågning: Sørg** for, at blødningen er stoppet, og at stedet er rent. Anlæg en forbinding, hvis det er nødvendigt.
   - **Affaldshåndtering:** Bortskaf brugte kanyler og andet udstyr i overensstemmelse med retningslinjerne for håndtering af medicinsk affald.
   - **Håndvask:** Vask altid dine hænder efter endt arbejde.

De vigtigste punkter:
- Sterilitet og renlighed er afgørende for at undgå komplikationer.
- Følg altid virksomhedens protokoller og maskinens anvisninger.
- Sørg for, at patienten er tryg og velinformeret under hele forløbet.
- Overvåg patienten under dialysen for at opdage eventuelle tegn på komplikationer eller ubehag.

Til- og frakobling er følsomme procedurer, som, når de udføres korrekt, kan sikre en sikker og effektiv dialysebehandling for patienten. Det er vigtigt at fokusere på sikkerhed, renlighed og at opretholde en åben kommunikation med patienten under hele proceduren.

• Specifik pleje og almindelige problemer
At yde pleje under dialysebehandlinger kræver konstant opmærksomhed på detaljer og forebyggelse. Der kan

opstå mange problemer under dialysen, og det er afgørende for patientens velbefindende, at man er forberedt på at identificere og håndtere dem.

1. HYPOTENSION:
- **Årsag:** Hurtig tilbagetrækning af for meget væske, reaktion på dialyseopløsninger eller patientens komorbiditet.
- **Symptomer:** Svimmelhed, kvalme, sløret syn, træthed.
- **Pleje:** Reducer væsketilførslen, hæv patientens ben, giv saltopløsning, hvis det er nødvendigt.

2. MUSKELKRAMPER:
- **Årsag:** Hurtig udskillelse af væske, elektrolytubalance.
- **Symptomer:** Pludselige muskelsmerter, som regel i benene.
- **Pleje:** Reducer væskeindtagets hastighed, stræk forsigtigt den berørte muskel, juster elektrolytubalancen om nødvendigt.

3. HOVEDPINE:
- **Årsag:** Hypotension, elektrolytubalance eller forhøjet blodtryk.
- **Symptomer:** Vedvarende smerter i hovedet, nogle gange ledsaget af kvalme eller lysfølsomhed.
- **Pleje:** Juster blodtrykket, giv smertestillende medicin om nødvendigt, overvåg elektrolytniveauet.

4. KVALME OG OPKASTNING:
- **Årsag:** Hurtig væskeudskillelse, elektrolytforstyrrelser, medicinering eller reaktion på dialysevæsken.
- **Symptomer:** Mavebesvær, opkastning.
- **Pleje:** Sænk hastigheden af væskeindtaget, giv kvalmestillende medicin, overvåg elektrolytniveauet.

5. PRURITUS (KLØE):
- **Årsag:** **Ophobning** af affaldsstoffer, calcium- og fosforubalance.
- **Symptomer:** Vedvarende kløe, som ofte forværres under eller efter dialyse.
- **Pleje:** Fugt til huden, justering af calcium- og fosfortal, kløestillende medicin.

6. FEBER OG KULDERYSTELSER:
- **Årsag:** Infektion, reaktion på dialysemembran eller dialyseopløsning.
- **Symptomer:** Høj kropstemperatur, kulderystelser, træthed.
- **Pleje:** Identificer og behandl infektion, overvåg temperatur, skift dialysemembran eller opløsning, hvis det er nødvendigt.

7. FEJLFUNKTION I VASKULÆR ADGANG:
- **Årsag:** Trombose, stenose eller infektion.
- **Symptomer:** Lav blodgennemstrømning under dialyse, hævelse, rødme eller ømhed omkring adgangsstedet.
- **Behandling:** Ultralydsvurdering, antikoagulantia, operation om nødvendigt.

8. HJERTEPROBLEMER:
- **Årsag:** Væskeoverbelastning, forhøjet blodtryk, elektrolytforstyrrelser.
- **Symptomer:** Åndenød, brystsmerter, hjertebanken.
- **Pleje:** Justering af væskevolumen, hjertemedicin, hjertekonsultation.

Hver patient er unik, og det er afgørende at overvåge hver enkelt nøje for symptomer og tegn på komplikationer under dialysen. Tidlig og passende indgriben kan forhindre mere alvorlige komplikationer og sikre patientens sikkerhed og komfort. Løbende uddannelse og opdatering af viden er afgørende for alt sundhedspersonale, der arbejder i en dialyseafdeling.

Kapitel 5

DIALYSEPATIENTEN

Psykologiske aspekter dialyse

- **Tilpasning til livet med dialyse**

At opdage, at man skal i dialyse, kan være en stor omvæltning for mange patienter. At tilpasse sig denne nye virkelighed kræver tid, forståelse og konstant støtte. Dette afsnit giver et overblik over de udfordringer, patienterne står over for, og strategier til at overvinde dem.

1. FORSTÅELSE AF DIALYSE :

- **Vigtigheden af uddannelse:** Det første skridt er at forstå, hvad dialyse er, og hvorfor det er nødvendigt.
- **Sådan fungerer maskinen:** En grundlæggende forståelse af processen kan hjælpe med at reducere angsten.

2. TIDSSTYRING :

- **Hyppighed af sessioner:** Patienterne er nødt til at passe dialysesessionerne ind i deres skema, ofte tre gange om ugen for hæmodialyse.
- **Varighed:** Hver session varer flere timer, hvilket kan forstyrre din daglige rutine.

3. KOSTÆNDRINGER :

- **Kostrestriktioner:** Dialysepatienter skal ofte holde øje med deres indtag af væske, kalium, fosfor og salt.
- **Konsultation med en diætist:** En professionel kan hjælpe dig med at udarbejde en passende kostplan.

4. FØLELSESMÆSSIGE ASPEKTER :

- **Psykologisk støtte:** Dialyse kan føre til følelser af tristhed, frustration eller vrede.
- **Støttegrupper:** At tale med andre i en lignende situation kan give perspektiv og støtte.

5. FYSISK AKTIVITET :
- **Passende motion:** Selvom træthed kan være en bivirkning, kan moderat motion forbedre følelsen af velvære.
- **Konsultation med en fysioterapeut:** For at etablere et passende træningsprogram.

6. ARBEJDE OG FRITID :
- **Arbejdstilpasninger:** Informer din arbejdsgiver og diskuter mulige tilpasninger.
- **Rejser:** Planlægning er afgørende for dem, der ønsker at rejse. Dialysecentre er tilgængelige i mange regioner, men sessioner skal arrangeres på forhånd.

7. SOCIALE OG FAMILIEMÆSSIGE RELATIONER :
- **Kommunikation:** Forklar familie og venner, hvad det vil sige at være i dialyse, og hvordan de kan hjælpe.
- **Deltagelse i aktiviteter: At** finde måder at forblive involveret i sociale aktiviteter på, samtidig med at man tager hensyn til dialysebehovet.

8. FREMTIDSUDSIGTER :
- **Nyretransplantation:** For nogle mennesker er en nyretransplantation en mulighed, man bør overveje.
- **Hjemmedialyse:** Med passende træning vælger nogle patienter hjemmedialyse for at få større fleksibilitet.

At tilpasse sig livet med dialyse kræver store justeringer i mange aspekter af dagligdagen. Men med den rette støtte, information og en proaktiv holdning kan patienter leve et tilfredsstillende liv, mens de effektivt håndterer deres tilstand.

- ## Psykologisk og social støtte
Dialyse har stor indflydelse på en patients livskvalitet. Behandlingen indebærer ikke kun fysiske forandringer, men

skaber også følelsesmæssige og sociale udfordringer. Passende psykologisk og social støtte er derfor afgørende for at hjælpe patienterne med at tilpasse sig denne nye virkelighed.

1. GENKENDELSE AF FØLELSESMÆSSIGE UDFORDRINGER :

- **Almindelige følelser:** Benægtelse, vrede, tristhed, angst, depression og frustration.
- **Sorgens faser:** Forstå **sorgens** faser for bedre at kunne støtte patienterne.

2. PROFESSIONELLE INDEN FOR MENTAL SUNDHED:

- **Psykologer:** Specialiseret i at støtte patienter med kroniske sygdomme.
- **Rådgivere:** Hjælper dig med at håndtere de følelser, der er forbundet med dialyse.

3. STØTTEGRUPPER :

- **Regelmæssige møder:** Rum, hvor patienter kan dele deres erfaringer og støtte hinanden.
- **Onlinefora og fællesskaber:** Et sted, hvor man kan tale med andre patienter fra hele verden.

4. STØTTE FRA FAMILIE OG VENNER :

- **Nøglerolle:** Pårørende er ofte den første støtte.
- **Uddannelse af familien:** hjælpe dem med at forstå dialyseprocessen, så de bedre kan støtte patienten.

5. TILPASNING TIL DEN NYE VIRKELIGHED :

- **At erkende sine grænser:** At acceptere livets nye begrænsninger.
- **På udkig efter nye aktiviteter:** Find hobbyer, der passer til din nye rutine.

6. SOCIAL STØTTE :
- **Socialrådgivere:** Kan hjælpe med at identificere og få adgang til lokale ressourcer for patienter.
- **Hjælpeprogrammer:** Til økonomiske behov, transport eller hjemmepleje.

7. INTEGRATION PÅ ARBEJDSPLADSEN OG I SAMFUNDET :
- **Arbejdsordninger:** Drøftelser med arbejdsgiveren om fleksible arbejdstider eller tilpasninger af jobbet.
- **Tilbage til samfundet:** Hvordan håndterer man andres opfattelser og spørgsmål?

8. WORKSHOPS OG UDDANNELSE :
- **Stresshåndtering:** afslapningsteknikker, meditation og vejrtrækning.
- **Terapeutisk uddannelse:** Forståelse af din sygdom og behandlinger, så du kan leve bedre med den.

9. FREMTIDSUDSIGTER :
- **Planlægning:** Overvej fremtiden, herunder muligheden for en transplantation.
- **Livstestamente:** Diskussioner om forhåndsplejedirektiver.

Psykologisk og social støtte er en afgørende søjle i plejen af dialysepatienter. Det er vigtigt, at plejepersonalet anerkender vigtigheden af dette aspekt og giver eller henviser patienterne til passende ressourcer. En holistisk tilgang til pleje, der tager hensyn til både fysiske og følelsesmæssige behov, vil føre til en bedre livskvalitet for patienten.

Diætetik i dialyse

• **Specifikke ernæringsmæssige krav**
Ernæring spiller en vigtig rolle for dialysepatienters generelle velbefindende. På grund af de fysiologiske ændringer, der er forbundet med nyresygdom, kan disse patienter have specifikke ernæringsbehov, som det er vigtigt at forstå og håndtere.

1. INTRODUKTION :
- **Vigtigheden af ernæring:** Hvorfor en passende kost er afgørende for dialysepatienter.

2. PROTEIN :
- **Øget behov:** Dialyse kan føre til et tab af protein, hvilket øger behovet.
- **Kilder til protein:** Kød, fisk, æg, mejeriprodukter, bælgfrugter.

3. ELEKTROLYTTER :
- Kalium :
    - Restriktioner er ofte nødvendige.
    - Fødevarer med højt indhold: bananer, appelsiner, kartofler, spinat.
    - Fødevarer med lavt indhold: æbler, druer, jordbær, agurker.
- Fosfor :
    - Reduktion anbefales ofte.
    - Fødevarer, der skal undgås: mejeriprodukter, nødder, bønner, kornprodukter.
    - Brug af fosforbindere.
- Natrium :
    - Kontrollér indtaget for at styre blodtryk og væskemængde.
    - Undgå forarbejdede fødevarer og kommercielle saucer.

4. VÆSKER :
- **Begrænsninger:** Afhængig af resturinproduktion og dialysetype.
- **Vægtovervågning:** En måde at vurdere væskebalancen på.

5. KALORIER :
- **Energibehov:** Kan variere afhængigt af aktivitetsniveau og kropsvægt.
- **Energikilder:** Komplekse kulhydrater, sunde fedtstoffer, proteiner.

6. VITAMINER OG MINERALER :
- **D-vitamin:** Kræves ofte som tilskud på grund af ændret stofskifte.
- **Jern:** Vigtigt for at forebygge eller behandle anæmi i forbindelse med nyresygdom.
- **Folinsyre og vitamin B12:** For sunde røde blodlegemer.

7. KOSTTILSKUD OG MEDICIN :
- **Nødvendighed:** Hvornår og hvorfor de ordineres.
- **Interaktioner: Det** er vigtigt at kontakte din læge og apoteker.

8. FØDEVARER, DER SKAL UNDGÅS :
- **Konserveringsmidler og tilsætningsstoffer:** Kan indeholde elementer, der er skadelige for nyrerne.
- **Forarbejdede fødevarer:** Ofte rige på natrium, fosfor og kalium.

9. PRAKTISKE RÅD :
- **Måltidsplanlægning:** Tilberede afbalancerede måltider under hensyntagen til restriktioner.
- **Læsning af etiketter:** For at overvåge indtaget af natrium, kalium og fosfor.

10. SAMARBEJDE MED EN DIÆTIST :

- **Diætistens rolle:** Personalisering af måltidsplaner, uddannelse og overvågning.
- **Regelmæssige konsultationer:** Vigtigheden af opdateringer og justeringer baseret på den kliniske udvikling.

Tilpasning af kostvaner er afgørende for at optimere dialysepatienters helbred og livskvalitet. Et samarbejde med sundhedspersonale, især diætister med speciale i nefrologi, sikrer, at specifikke ernæringsmæssige behov opfyldes.

- **Praktiske råd til en passende kost**

En afbalanceret og passende kost er afgørende for dialysepatienter for at forebygge komplikationer og forbedre deres livskvalitet. Her er nogle praktiske råd, der kan hjælpe patienter med at træffe de bedst mulige kostvalg, samtidig med at de respekterer deres specifikke behov.

1. PLANLÆG DINE MÅLTIDER:

- **Planlæg i forvejen:** Planlæg dine ugentlige menuer for at sikre en afbalanceret kost.
- **Indkøbsliste:** Lav en liste, før du handler, så du undgår unødvendige fristelser.

2. LAV MAD DERHJEMME :

- **Total kontrol:** Du ved præcis, hvilke ingredienser der er brugt.
- **Udforsk nye opskrifter:** Oplev diætvenlige, men lækre retter.

3. BRUG KRYDDERURTER OG KRYDDERIER:

- **Alternativ til salt:** Krydr dine retter med friske eller tørrede krydderurter for at reducere dit natriumindtag.

- **Læs etiketten:** Nogle kommercielle krydderiblandinger kan indeholde natrium.

4. BEGRÆNS FORARBEJDEDE FØDEVARER:
- **Højt indhold af natrium og fosfor:** Industrielle fødevarer er ofte rige på tilsætningsstoffer og konserveringsmidler.
- **Vælg frisk mad:** Vælg friske, uforarbejdede fødevarer for bedre ernæringskontrol.

5. VÆR FORSIGTIG MED DRIKKEVARER:
- **Væskemonitorering:** Hold styr på dit daglige væskeindtag.
- **Undgå læskedrikke:** Især dem, der er rige på fosfater.
- **Vælg vand, urtete** og andre drikkevarer uden tilsætningsstoffer.

6. VÆLG PROTEINKILDER AF HØJ KVALITET:
- **Variation:** Skift mellem kød, fisk, æg og mejeriprodukter (afhængigt af din læges anbefalinger).
- **Undgå forarbejdet kød: f.**eks. pølser og pålæg, som ofte indeholder meget salt.

7. VÆR FORSIGTIG MED FRUGT OG GRØNTSAGER:
- **Kalium:** Nogle frugter og grøntsager er meget rige på kalium. Lær at identificere dem, og spis dem i de rigtige mængder.
- **Tilberedningsteknikker:** Kogning kan hjælpe med at reducere kaliumindholdet i visse grøntsager.

8. VÆLG MEJERIPRODUKTER MED LAVT FOSFORINDHOLD:
- **Valg:** Mandel- eller rismælk kan være et alternativ til komælk.
- **Oste:** Nogle oste indeholder mere fosfor end andre. Find ud af mere.

9. HOLD ØJE MED DESSERTERNE:
- **Sukker:** Begræns dit indtag af sukker og meget søde desserter.
- **Sunde valg:** Vælg frisk frugt eller hjemmelavede desserter med reduceret sukkerindhold.

10. INFORMER OG UDDAN DIG SELV:
- **Møder med en diætist:** En professionel kan hjælpe dig med at forstå og tilpasse din kost.
- **Læsning:** Få fat i specialiserede bøger eller online-ressourcer, der kan hjælpe dig med at træffe informerede fødevarevalg.

Den rigtige kost er afgørende for dialysepatienter. Ved at følge nogle få regler og være opmærksom, er det muligt at nyde en lækker kost og samtidig opfylde de specifikke behov, der er forbundet med nyresygdom. Nøglen er at være velinformeret, lytte til din krop og arbejde tæt sammen med dit sundhedspersonale.

Livet uden for dialysecentret

• Social og faglig integration
Dialysepatienters sociale og faglige integration er en vigtig faktor for deres livskvalitet. At leve med dialyse betyder ofte at jonglere med sessioner, symptomer, diætbegrænsninger og medicinske aftaler, mens man forsøger at leve et "normalt" liv. Her er et kig på, hvordan integration kan fremmes, og hvilke udfordringer disse patienter står over for.

1. INTRODUKTION :
- **Vigtigheden af integration: Det er derfor, det er** vigtigt at opretholde et socialt og professionelt liv på trods af dialyse.

2. PROFESSIONELLE UDFORDRINGER:
- **Justering af skema:** Behov for at justere arbejdstiden omkring dialysesessioner.
- **Træthed:** Sådan håndterer du træthed efter lammelse på arbejdet.
- **Diskrimination:** Overvind fordomme og stigmatisering på arbejdspladsen.

3. STØTTE PÅ ARBEJDSPLADSEN :
- **Kommunikation med arbejdsgiveren:** Gennemsigtighed og bevidstgørelse er afgørende.
- **Rimelig tilpasning:** f.eks. ekstra pauser eller et sted at hvile.
- **Uddannelse af kolleger:** Øget bevidsthed om nyresygdom og dialyse.

4. SOCIALT LIV OG DIALYSE :
- **Planlægning:** Organisering af sociale aktiviteter omkring dialyseskemaet.
- **Accept:** Forståelse af, at nogle dage vil være bedre end andre.
- **Rejser:** Sådan rejser du, mens du er i dialyse.

5. FØLELSESMÆSSIG STØTTE :
- **Støttegrupper:** dele erfaringer med andre mennesker i samme situation.
- **Terapi:** Samarbejde med en professionel om at håndtere stress og angst.
- **Familie og venner:** Træk på et støttenetværk.

6. TILPASSEDE AKTIVITETER :
- **Blid sport:** f.eks. gåture, yoga eller svømning.
- **Hobbyer:** Find aktiviteter, der ikke er fysisk krævende, men som er givende.

7. EFTERUDDANNELSE :

- **Tilpassede programmer:** Skoler eller universiteter, der tilbyder fleksible skemaer.
- **Onlinekurser:** En mulighed for dem, der har svært ved at deltage i fysiske kurser.

8. TILBAGEVENDEN TIL ARBEJDET EFTER EN PAUSE :

- **Forberedelse: At** føle sig fysisk og følelsesmæssigt klar.
- **Jobsøgning:** Find et job, der kan tilpasses dialysepatienters behov.

9. BETYDNINGEN AF AUTONOMI :

- **Lær at dialysere derhjemme:** Denne mulighed kan give større fleksibilitet.
- **Tag ansvar for dit helbred:** Kend dine behov og grænser.

Social og professionel integration er nøglen til dialysepatienters velbefindende. Selvom der kan være udfordringer, er det med den rette støtte, kommunikation og en vis tilpasning muligt at leve et tilfredsstillende og produktivt liv, mens man håndterer dialysens krav.

• Fysiske aktiviteter og fritid

Fysisk aktivitet og fritid er vigtigt for alle, også dem i dialyse. De bidrager ikke kun til det fysiske helbred, men også til følelsesmæssig og mental balance. For dialysepatienter kan det at deltage i passende aktiviteter forbedre livskvaliteten, øge selvværdet og hjælpe med at håndtere den stress, der er forbundet med deres medicinske tilstand.

1. INTRODUKTION :

- **Fordele ved fysisk aktivitet:** Vigtigheden af at holde sig aktiv for hjertesundhed, udholdenhed og muskelstyrke.

- **Påvirkning af følelsesmæssigt velvære:** Hvordan fysisk aktivitet kan forbedre humøret, reducere stress og fremme en følelse af præstation.

2. VÆLG EN PASSENDE AKTIVITET:
- **Personlig vurdering:** Forstå dine grænser og lyt til din krop.
- **Lægekonsultation:** Tal med din nefrolog eller læge, før du begynder på en ny aktivitet.

3. ANBEFALEDE FYSISKE AKTIVITETER :
- **Gåture:** Et fremragende udgangspunkt for næsten alle.
- **Svømning: Skåner** leddene og giver samtidig træning af hele kroppen.
- **Cykling:** Uanset om det er på en stationær cykel eller i det fri, er det en fremragende måde at styrke benene på.
- **Yoga:** Forbedrer fleksibilitet og styrke og giver mental afslapning.
- **Styrkeøvelser:** Brug af lette vægte eller elastikker.

4. GØR FYSISK AKTIVITET TIL EN DEL AF DIN DAGLIGE RUTINE:
- **Udstrækning:** Let udstrækning om morgenen eller før dialysen.
- **Korte gåture:** Indarbejd korte gåture i løbet af dagen.
- Indarbejdelse **af motion under dialyse:** Visse bevægelser kan udføres selv under dialyse.

5. TILPASSEDE FRITIDSAKTIVITETER :
- **Havearbejde: En** beroligende aktivitet, der også giver fysisk motion.
- **Kunst og kunsthåndværk:** Maling, strikning, keramik for at stimulere sindet og samtidig tilbyde afslapning.

- **Musik:** At lære et instrument eller bare lytte til musik for at slappe af.
- **Brætspil og puslespil:** En måde at socialisere på og stimulere sindet.

6. BETYDNINGEN AF SOCIALISERING :

- **Deltag i en gruppe:** gågrupper, svømme- eller yogaklubber for at komme i kontakt med andre.
- **Gruppeaktiviteter:** Deltag i aktiviteter, der giver dig mulighed for at socialisere og dele erfaringer.

7. RÅD OM SIKKERHED :

- **Hydrering:** Drik nok vand, og husk på de restriktioner, der er forbundet med dialyse.
- **Passende udstyr:** Brug passende fodtøj og tøj.
- **Lyt til din krop:** Find ud af, hvornår du skal tage en pause, eller hvornår du skal stoppe en aktivitet.

8. OVERVINDE UDFORDRINGER:

- **Håndtering af træthed:** hvordan man tilpasser fysisk aktivitet, når man føler sig træt eller efter en dialysebehandling.
- **Undgå at overdrive:** Find en balance mellem at være aktiv og ikke overdrive.

At holde sig aktiv og deltage i fritidsaktiviteter er gavnligt på flere niveauer for dialysepatienter. Det hjælper ikke kun fysisk, men spiller også en afgørende rolle for det mentale og følelsesmæssige velbefindende. Nøglen er at vælge passende aktiviteter, konsultere sundhedspersonale regelmæssigt og lytte til dig selv, så du kan få mest muligt ud af hvert øjeblik.

Kapitel 6

UDVIKLING OG FREMTIDSUDSIGTER

De seneste innovationer i dialyse

Dialyse har, ligesom andre medicinske områder, nydt godt af store teknologiske fremskridt og forskning i de senere år. Disse innovationer har til formål at forbedre patienternes livskvalitet, øge effektiviteten af behandlingen og reducere potentielle komplikationer. Her er et kig på nogle af de mest betydningsfulde innovationer inden for dialyse frem til min sidste opdatering i 2021.

1. INTRODUKTION :
- **Dialysens udvikling:** En kort historie om, hvordan dialysen har udviklet sig gennem årtierne.

2. BÆRBARE DIALYSEMASKINER :
- **Kompakt design: til** nem transport og dialyse på farten.
- **Fordele for patienten:** Større fleksibilitet og uafhængighed.

3. TELEMEDICIN I DIALYSE :
- **Fjernovervågning:** Sundhedspersonale kan overvåge patienternes dialysesessioner på afstand.
- **Virtuelle konsultationer:** Patienter kan konsultere deres nefrolog uden at skulle møde op personligt.

4. FORBEDRINGER AF DIALYSATORER :
- **Øget effektivitet:** Øget kapacitet til at eliminere spild.
- **Biologisk kompatibilitet:** Reduktion af allergiske reaktioner eller komplikationer.

5. NÅLEFRI DIALYSE :
- **Teknologi under udvikling:** Forskning for at eliminere behovet for nåle under dialyseprocessen.
- **Potentielle fordele:** Mindre smerte og risiko for infektion.

6. BIO-KUNSTIGE IMPLANTATER :
- **Kunstige nyrer:** Enheder, der kombinerer levende celler og syntetiske elementer for at efterligne nyrefunktionen.
- **Nuværende fremskridt:** Hvor langt er forskningen nået, og hvad er de kommende udfordringer?

7. INNOVATION INDEN FOR PERITONEALDIALYSE :
- **Dialyseløsninger:** Forbedringer for at øge effektiviteten og reducere irritation.
- **Automatiserede systemer:** Maskiner, der regulerer påfyldnings-, opholds- og tømningsprocesserne.

8. WEARABLES OG OVERVÅGNINGSTEKNOLOGI :
- **Overvågningsudstyr i realtid:** Gør det muligt for patienter og læger at følge toksinniveauer og andre indikatorer.
- **Intelligente advarsler:** Notifikationer sendes i tilfælde af uregelmæssigheder.

9. FORSKNING I GANG :
- **Vævsforskning:** Potentiale for at skabe mere holdbart vaskulært tilbehør.
- **Regenerativ dialyse:** Brug af regenerativ medicin til at reparere eller erstatte svigtende nyrefunktioner.

Innovationer inden for dialyse giver håb til de millioner af mennesker verden over, som er afhængige af denne teknologi for at overleve. Efterhånden som forskningen fortsætter, ser fremtiden lys ud for yderligere forbedringer i behandlingens effektivitet og patienternes livskvalitet.

Bemærk: Det er vigtigt at understrege, at forskning og innovation fortsætter med at udvikle sig efter 2021. Læsere, der er interesserede i de seneste fremskridt, bør konsultere aktuelle informationskilder inden for det medicinske område.

Nyretransplantation

- **Hvornår og hvorfor overveje en transplantation?**

Nyretransplantation er en behandlingsmulighed for mange patienter med fremskreden kronisk nyresygdom (CKD). Målet er at erstatte funktionen af svigtende nyrer med en nyre fra en donor. Denne procedure kan give en bedre livskvalitet og en længere levetid end dialyse, men den indebærer også udfordringer og risici.

1. INTRODUKTION :
- **Definition af en nyretransplantation: Hvad** er en transplantation, og hvordan fungerer den?

2. FORDELE VED TRANSPLANTATION FREM FOR DIALYSE :
- **Levetid:** Transplantationspatienter lever generelt længere end dem, der er i dialyse.
- **Livskvalitet:** Bedre energi, færre kostrestriktioner, mindre hyppig medicinsk behandling.
- **Økonomiske omkostninger:** På lang sigt kan transplantation være billigere end dialyse.

3. HVORNÅR SKAL MAN OVERVEJE TRANSPLANTATION?
- **Avanceret stadium af CKD:** Normalt når den glomerulære filtreringshastighed (GFR) falder til under 20 ml/min.
- **Før dialysestart:** I nogle tilfælde er en forebyggende transplantation mulig, selv før dialysestart.
- **Alder og generelt helbred:** Selvom alder ikke er en streng kontraindikation, er det generelle helbred afgørende.

4. KILDER TIL NYRER TIL TRANSPLANTATION :
- **Levende donorer:** Normalt familiemedlemmer, venner eller nogle gange altruistiske donorer.
- **Afdøde donorer:** Mennesker, der har doneret deres organer efter deres død.

5. EVALUERING MED HENBLIK PÅ TRANSPLANTATION :
- **Lægeundersøgelse:** For at bestemme fysisk egnethed til transplantation.
- **Psykosocial vurdering:** For at undersøge patientens evne til at håndtere kravene efter transplantationen.
- **Kompatibilitet:** Test til bestemmelse af donorens og recipientens kompatibilitet.

6. RISICI FORBUNDET MED TRANSPLANTATION :
- **Afstødning:** Modtagerens immunsystem kan angribe den nye nyre.
- **Infektioner:** Immunsuppressive lægemidler kan øge risikoen for infektioner.
- **Bivirkninger af medicin:** Den medicin, der kræves efter transplantationen, kan have bivirkninger.
- **Tilbagevendende sygdomme :** Visse nyresygdomme kan komme igen i den transplanterede nyre.

7. LIVET EFTER EN TRANSPLANTATION :
- **Regelmæssig medicinsk overvågning:** Nødvendig for at overvåge den nye nyres funktion.
- **Livstidsmedicinering:** Immunosuppressiv medicin er generelt nødvendig hele livet.
- **Rehabilitering:** Tilbagevenden til et normalt liv med tilpasninger.

Nyretransplantation er et indgreb, der kan give bedre livskvalitet til mange patienter med fremskreden CKD. Men det er en stor beslutning, som kræver en omhyggelig evaluering af fordele og risici. Patienterne og deres familier skal være velinformerede og inddrages i beslutningsprocessen.

• **Sygeplejerskens rolle i forberedelsen til transplantation**

Forberedelsen til en nyretransplantation er en kompleks proces, der kræver tværfaglig koordinering. Sygeplejersken spiller en central rolle i denne proces som den vigtigste person, der er involveret i patienten, og som sørger for uddannelse, forberedelse og følelsesmæssig støtte. Lad os se nærmere på sygeplejerskens ansvar i denne afgørende fase.

1. INTRODUKTION :
- **Vigtigheden af forberedelse:** Hvorfor tilstrækkelig forberedelse er afgørende for en vellykket transplantation.

2. PATIENTUDDANNELSE :
- **Transplantationsprocessen:** Forklar de forskellige faser, fra præoperative vurderinger til operation og postoperativ pleje.
- **Risici og fordele:** Præsenter de potentielle fordele og mulige komplikationer.
- **Medicin:** Information om immunosuppressive lægemidler og deres bivirkninger.
- **Livsstil efter** transplantation: Diskuter de livsstilsændringer, der kræves efter transplantation.

3. VURDERING FØR TRANSPLANTATION :
- **Koordinering af test:** Sørg for, at alle nødvendige tests bliver udført.
- **Fortolkning af resultater:** Hjælp patienter med at forstå testresultater og deres konsekvenser.
- **Vaccinationsovervågning:** Sørg for, at patienten er opdateret med de vaccinationer, der anbefales forud for transplantationen.

4. PSYKOLOGISK FORBEREDELSE:

- **Vurdering af følelsesmæssigt velbefindende:** Identificer eventuelle bekymringer eller frygt, som patienten måtte have.
- **Følelsesmæssig støtte:** empatisk lytning og henvisning til yderligere ressourcer, hvis det er nødvendigt (psykologer, støttegrupper).

5. SAMARBEJDE MED DET TVÆRFAGLIGE TEAM :

- **Plejekoordinering:** tæt samarbejde med nefrologer, kirurger, diætister, socialrådgivere osv.
- **Teammøder:** Deltag i møder for at diskutere patientens fremskridt og eventuelle forhindringer for transplantationen.

6. FORBEREDELSE TIL OPERATIONSDAGEN :

- **Præoperativ tjekliste:** Sørg for, at alle de nødvendige trin er gennemført før operationen.
- **Faste og medicin:** Giv instruktioner om kostrestriktioner og indtagelse af medicin før operationen.

7. FORBEREDELSE TIL REJSEN :

- **Hjemmepleje:** Undervisning af patienter og deres familier om postoperativ pleje i hjemmet.
- **Advarselstegn:** Oplys folk om de tegn på komplikationer eller afvisning, de skal være opmærksomme på.

8. ROLLE I OPFØLGNING EFTER TRANSPLANTATION :

- **Regelmæssige konsultationer:** Planlægning og udførelse af patientopfølgning efter operationen.
- **Håndtering af medicinering:** Overvåg overholdelse af medicinering og juster doser om nødvendigt.

Sygeplejersken er en central søjle i forberedelsen til transplantation. Som det vigtigste bindeled mellem patienten og det medicinske team er deres rolle afgørende for at sikre, at patienten er velinformeret, forberedt og støttet gennem hele processen. Omhyggelig forberedelse kan i høj grad påvirke transplantationens succes og patientens generelle velbefindende.

Etiske overvejelser om dialyse

Dialyse, som er en livsvigtig behandling for mange mennesker, der lider af nyresvigt, rejser en række etiske spørgsmål. Dilemmaet mellem livsforlængelse og livskvalitet, retfærdig adgang til behandling og beslutninger om livets afslutning er alle emner, der kræver dybtgående etisk refleksion.

1. INTRODUKTION :
- **Dialyse i kontekst:** Præsentation af dialyse som en vigtig, men kompleks behandling.

2. LÆNGERE LIV VS. LIVSKVALITET :
- **Fordelene ved dialyse:** Dialysens evne til at forlænge patienternes liv.
- **Dialysens udfordringer:** begrænsninger, komplikationer og indvirkningen på patienternes daglige liv.
- **Etiske dilemmaer:** Hvordan balancerer vi ønsket om at forlænge livet med risikoen for lidelse eller nedsat livskvalitet?

3. LIGE ADGANG TIL BEHANDLING :
- **Forskelle i adgang:** Ikke alle patienter har lige adgang til dialyse, afhængigt af deres geografiske placering, socioøkonomiske situation osv.

- **Prioritering af patienter:** Hvordan afgør man, hvem der skal have behandling, når ressourcerne er begrænsede?
- **Omkostninger ved dialyse:** de etiske implikationer ved at dække omkostningerne ved behandling.

4. LIVETS AFSLUTNING OG OPHØR AF DIALYSE :
- **Respekt for patientens autonomi:** Patientens ret til at vælge at stoppe dialysen.
- **Fælles beslutningstagning :** Hvordan kan sundhedspersonale hjælpe patienter med at træffe en informeret beslutning?
- **Religiøse og kulturelle overvejelser:** Hvordan påvirker personlige overbevisninger beslutninger om livets afslutning?

5. INFORMERET SAMTYKKE :
- **Fuld information:** Sikring af, at patienterne fuldt ud forstår risici, fordele og alternativer.
- **Selvstændig beslutningstagning:** At respektere patientens valg og samtidig sikre, at de er baseret på en klar forståelse.

6. DIALYSE HOS BØRN OG ÆLDRE :
- **Samtykke :** De etiske udfordringer ved at indhente samtykke fra mindreårige og ældre.
- **Prioritering:** Hvordan kan disse sårbare gruppers adgang til dialyse bestemmes?
- **Livskvalitet:** De særlige konsekvenser af dialyse for disse befolkningsgrupper.

7. INNOVATION OG FORSKNING :
- **Kliniske forsøg:** de etiske dilemmaer ved patientdeltagelse i dialyseforskning.
- **Nye behandlinger :** Hvordan balancerer man håbet om nye behandlinger med de potentielle risici?

De etiske spørgsmål omkring dialyse er komplekse og kræver nøje overvejelse. Efterhånden som medicinen udvikler sig, må sundhedspersonale, patienter og samfundet som helhed arbejde sammen om at tackle disse udfordringer med medfølelse, respekt og integritet.

Kapitel 7

RESSOURCER OG VÆRKTØJER

Dokumentationsværktøjer til sygeplejersker

Dokumentation spiller en afgørende rolle i sygeplejen. Ikke alene garanterer den kontinuitet i plejen, den fungerer også som et kommunikationsmiddel mellem sundhedspersonalet og giver en juridisk dokumentation for den udførte pleje. Her er en liste over vigtige dokumentationsværktøjer for sygeplejersker:

1. ELEKTRONISKE PATIENTJOURNALER (EMR) :
- **Oversigt:** Introduktion til EMR og deres betydning i den moderne sundhedskontekst.
- **Funktioner:** Mulighed for at indtaste, gemme, hente og dele patientoplysninger.
- **Fordele:** Hurtig adgang, færre fejl, forbedret koordinering af pleje.

2. SYGEPLEJEJOURNALER :
- **Plejeplaner:** Udarbejdelse, opdatering og overvågning af individuelle plejeplaner.
- **Forløbsnotater:** Dokumentation af ændringer i patientens tilstand og de udførte interventioner.

3. SORTERINGSVÆRKTØJER :
- **Smerteskalaer:** Værktøjer til vurdering og dokumentation af patientsmerter.
- **Vurderingstjeklister:** Lister, der bruges til hurtigt at vurdere en patients tilstand ved indlæggelse, ved ændringer i tilstanden eller ved udskrivelse.

4. MOBILAPPLIKATIONER TIL SYGEPLEJERSKER :
- **Medicin-guider:** Applikationer, der tilbyder detaljerede oplysninger om medicin, deres interaktioner, doseringer osv.

- **Medicinske regnemaskiner:** Til lægemiddeldosering, kropsindeks, omregninger osv.
- **Logbog:** Hold styr på tidsplaner, opgaver og personlige noter.

5. SPECIALISEREDE REGISTRE :
- **Vaccinationsregistre:** Sporing af vaccinationer, der er givet og skal gives.
- **Sårregistreringer:** Dokumentation af sårpleje, herunder størrelse, dybde, udseende osv.

6. ORDREHÅNDTERINGSSYSTEMER :
- **Elektroniske recepter:** til at sende, spore og bekræfte medicinske recepter.
- **Diagnostiske testordrer:** Værktøjer til at anmode om, spore og modtage testresultater.

7. UDDANNELSE OG ONLINE-RESSOURCER :
- **E-læringsplatforme:** Kurser og træning til efteruddannelse.
- **Medicinske databaser:** adgang til artikler, studier og best practice-vejledninger.

8. KOMMUNIKATIONSVÆRKTØJER :
- **Sikre elektroniske meddelelsessystemer:** Til sikker kommunikation med andet sundhedspersonale.
- **Videokonferencesoftware:** Til fjernkonsultationer eller kommunikation med specialister.

9. SYSTEMER TIL PATIENTOVERVÅGNING :
- **Bærbare monitorer:** Til overvågning af patienternes vitale tegn i realtid.
- **Alarmsystemer:** Til at signalere enhver større ændring i en patients tilstand.

Med den hurtige udvikling inden for medicinsk teknologi er det afgørende, at sygeplejersker har de værktøjer, de har brug for til effektivt at dokumentere deres arbejde, garantere patientsikkerheden og forbedre kvaliteten af plejen. Fortrolighed med og regelmæssig træning i disse værktøjer er afgørende for at holde sig ajour og optimere plejen.

Foreninger og organisationer for professionel støtte

Sygeplejersker nyder, ligesom andre sundhedsprofessionelle, godt af den støtte og de ressourcer, som forskellige foreninger og organisationer tilbyder. Disse enheder spiller en vigtig rolle i at tilbyde efteruddannelse, netværksmuligheder, professionel fortalervirksomhed og støtte til specifikke spørgsmål eller bekymringer. Følgende er en ikke-udtømmende liste over bemærkelsesværdige foreninger og organisationer til professionel støtte for sygeplejersker:

1. INTERNATIONALE ORGANISATIONER :

- **International Council of Nurses (ICN):** En sammenslutning af over 130 nationale sygeplejerskeforeninger, der repræsenterer millioner af sygeplejersker verden over.

2. NATIONALE FORENINGER :

(Dette er baseret på en fransktalende kontekst, men mange regioner vil have lignende ækvivalenter)
- **Ordre National des Infirmiers (Frankrig):** Professionelt organ, der regulerer sygeplejerskeprofessionen i Frankrig.
- **Canadian Nurses Association (CNA):** National faglig organisation for canadiske sygeplejersker.
- **Association Belge des Praticiens de l'Art Infirmier (ABP):** Repræsenterer sygeplejersker i Belgien.

- Fédération Suisse des Associations d'Infirmières et Infirmiers (FSAS): Repræsenterer sygeplejersker i Schweiz.

3. SPECIALISEREDE ORGANISATIONER :
- Den franske sammenslutning af dialyse-, transplantations- og nefrologisygeplejersker (AFIDTN) : For sygeplejersker med speciale i nefrologi.
- Association des Infirmières et Infirmiers en Urgence du Québec (AIIUQ): For sygeplejersker, der arbejder i akutsektoren.
- Det franske selskab for anæstesisygeplejersker (SFIA): For anæstesisygeplejersker.

4. FORSKNINGS- OG UDDANNELSESORGANISATIONER :
- Association pour le Développement de la Recherche en Soins Infirmiers (ADRSI): Fremmer sygeplejeforskning.
- **Institut de Formation en Soins Infirmiers (IFSI):** Organisationer, der tilbyder grunduddannelse for sygeplejersker.

5. STØTTE- OG VELFÆRDSORGANISATIONER :
- **Nightingale Trust:** Organisation dedikeret til trivsel og støtte for sygeplejersker i tider med stress eller professionelle vanskeligheder.
- **Støtteprogrammer for sundhedspersonale**: Disse programmer findes i mange regioner og tilbyder psykologisk støtte og ressourcer til sundhedspersonale.

6. NETVÆRKSGRUPPER OG ONLINEFORA :
- **Infirmiers.com:** Informationsportal og forum for fransktalende sygeplejersker.

- **LinkedIn-grupper specifikt for sygeplejersker:** Plads til at dele ressourcer, diskutere faglige spørgsmål og netværke med kolleger.

Medlemskab eller deltagelse i disse foreninger og organisationer kan være til stor gavn for sygeplejersker, uanset om de er i starten af deres karriere eller har mange års erfaring. Disse strukturer giver en platform for efteruddannelse, fortalervirksomhed, professionel støtte og personlig vækst. Sygeplejersker rådes til at udforske de muligheder, der findes i deres region eller speciale, for at maksimere fordelene ved disse professionelle ressourcer.

Rådgivning om efteruddannelse

Efteruddannelse er afgørende for sundhedspersonale, især sygeplejersker. Ikke alene gør det dem i stand til at holde sig ajour med de seneste medicinske fremskridt, det hjælper dem også med at styrke eksisterende færdigheder og tilegne sig nye. Her er nogle tips til effektiv og givende efteruddannelse:

1. VURDER DINE BEHOV OG INTERESSER:
- Identificer de områder, hvor du føler, at du har brug for mere træning, eller dem, som du er særligt passioneret omkring.

2. PLANLÆG I FORVEJEN:
- Notér datoerne for de kurser, seminarer eller workshops, du gerne vil deltage i.
- Planlæg dit budget for træningsomkostninger, rejser osv.

3. FÅ MEST MULIGT UD AF ONLINE-RESSOURCER:
- Onlinekurser (MOOCs), webinarer og instruktionsvideoer kan være effektive og fleksible måder at lære på.

- Platforme som Coursera, Udemy og Khan Academy tilbyder mange kurser, der er relevante for sundhedspersonale.

4. MELD DIG IND I FAGLIGE FORENINGER:
- Disse organisationer tilbyder ofte efteruddannelseskurser, seminarer og konferencer til reducerede priser for deres medlemmer.
- De kan også give træningspoint eller certificeringer.

5. LÆS REGELMÆSSIGT :
- Abonner på fagtidsskrifter, nyhedsbreve eller specialiserede blogs for at holde dig ajour med den nyeste forskning og de nyeste metoder.

6. DELTAGE I KONFERENCER OG WORKSHOPS:
- Disse arrangementer er ikke kun lærerige, men giver også mulighed for at netværke med kolleger og eksperter på området.

7. SE EFTER UDDANNELSESMULIGHEDER PÅ DIN ARBEJDSPLADS:
- Nogle sundhedsinstitutioner tilbyder efteruddannelseskurser eller sponsorerer deltagelse i uddannelsesarrangementer.

8. GRUPPETRÆNING :
- Organiser træningssessioner med kolleger. Samarbejdsbaseret læring kan være mere interaktiv og stimulerende.

9. VÆR IKKE BANGE FOR AT TRÆDE UD AF DIN KOMFORTZONE:
- At udforske uddannelsesområder, der ikke er direkte relateret til dit speciale, kan berige dit professionelle udsyn.

10. HOLD STYR PÅ DIN TRÆNING:
- Dokumenter alle dine efteruddannelsesaktiviteter. Det kan være nyttigt i forbindelse med faglige vurderinger, anerkendelse eller fornyelse af licenser.

11. BED OM FEEDBACK:
- Når du har anvendt ny viden eller nye færdigheder i din praksis, så bed dine kolleger eller overordnede om feedback for at sikre, at du bruger dem effektivt.

12. VÆR NYSGERRIG:
- Medicin og sygepleje er i konstant udvikling. Dyrk en indstilling til livslang læring ved altid at være nysgerrig på nye fremskridt og teknikker.

Efteruddannelse er en investering i din karriere og i kvaliteten af den pleje, du giver dine patienter. Ved at tage initiativ til at videreuddanne dig og bruge de ressourcer, du har til rådighed, kan du ikke kun styrke dine faglige færdigheder, men også hæve standarden for pleje inden for dit felt.

KONKLUSION

Dialysesygeplejerskens rejse

Hver dialysesygeplejerskes rejse er unik, formet af personlige erfaringer, møder med patienter og den konstante udvikling af viden og færdigheder. Denne rejse begynder ofte med en simpel nysgerrighed over for et specialområde og udvikler sig til en spændende og givende karriere. Dette kapitel udforsker denne rejse, fra den første opdagelse til beherskelse af specialet.

1. OPDAGELSE: DE FØRSTE SKRIDT MOD DIALYSE
- **Den første gnist:** Hvordan en sygeplejerske opdager dialyse, og hvad der tiltrækker ham ved faget.
- **Grunduddannelse:** De specifikke studier og den uddannelse, der kræves for at blive dialysesygeplejerske.
- **Første erfaringer:** Virkeligheden ved at arbejde i dialyse, udfordringer og belønninger.

2. DE FØRSTE PAR ÅR: GØR DIG FORTROLIG MED SPECIALET
- **Tilpasning til miljøet:** Rutinen på en dialyseafdeling, teknologien og patienterne.
- **Opbygning af færdigheder:** Vigtigheden af løbende træning og læring på jobbet.
- **De første udfordringer:** håndtering af komplikationer, nødsituationer og det følelsesmæssige aspekt af at håndtere kroniske patienter.

3. BEHERSKELSE: AT BLIVE DIALYSEEKSPERT
- **Udvidelse af din viden:** Forskning, deltagelse i konferencer og undervisning af andre fagfolk.
- **Forholdet mellem patient og sygeplejerske:** At opdyrke varige relationer med patienter og deres familier.

- **Innovation og lederskab:** Tage initiativer til at forbedre plejen og driften af dialyseafdelingen.

4. OP- OG NEDTURE: HÅNDTERING AF FØLELSESMÆSSIGE UDFORDRINGER
- **Svære tider:** håndtering af tabet af en patient, alvorlige komplikationer og stress.
- **Glædelige øjeblikke:** Fejring af succeser, såsom en vellykket transplantation eller en forbedring af en patients livskvalitet.
- **At finde balance:** Vigtigheden af at passe på sig selv, finde kilder til støtte og forny sin passion for sit fag.

5. AT SE IND I FREMTIDEN: UDVIKLING OG FORHÅBNINGER
- **Fremtidens dialyse:** Teknologiske innovationer og kommende medicinske fremskridt.
- **Udvid din horisont:** Udforsk andre relaterede områder, såsom transplantation eller forskning.
- **Arven** efter **en dialysesygeplejerske:** Den varige indflydelse på patienter, kolleger og professionen.

Dialysesygeplejerskens rejse er en rejse med læring, udfordringer, succes og udvikling. Ved at anerkende og værdsætte hvert trin på denne rejse kan vi bedre forstå den dybe indflydelse, disse fagfolk har på deres patienters liv og på sundhedsverdenen. Denne rejse er et vidnesbyrd om dedikation, ekspertise og medfølelse.

Vigtigheden af empati og forståelse

I lægeverdenen er tekniske færdigheder altafgørende, men uden empati og forståelse kan kvaliteten af den pleje, der ydes, blive kompromitteret. Disse menneskelige kvaliteter er afgørende for at etablere et effektivt terapeutisk forhold til patienterne. I dette kapitel undersøger vi, hvorfor empati og forståelse er afgørende for alt sundhedspersonale, især dem, der arbejder inden for specialiserede områder som dialyse.

1. DEFINITIONER: EMPATI VS. SYMPATI
- **Forstå empati:** At sætte sig i den andens sted uden at dømme.
- **Forskellen på sympati: at** føle for den anden vs. at føle med den anden.

2. EMPATI SOM ET TERAPEUTISK VÆRKTØJ
- **Etablering af en forbindelse:** Hvordan empati fremmer et tillidsforhold til patienten.
- **Forbedring af compliance:** Vigtigheden af god kommunikation for at opmuntre patienter til at følge behandling og råd.

3. FORDELENE VED EMPATI FOR SUNDHEDSPERSONALE
- **Reducering af udbrændthed:** Hvordan en empatisk tilgang kan hjælpe med at håndtere arbejdsrelateret stress.
- **Forbedret jobtilfredshed:** Glæden ved at yde patientcentreret pleje.

4. UDFORDRINGERNE VED EMPATI I PRAKSIS
- **Undgå følelsesmæssig overbelastning:** Find en balance mellem at blive følelsesmæssigt involveret og holde en professionel distance.
- Empatiens **grænser:** Hvornår skal man træde tilbage eller bede om støtte?

5. FORSTÅELSE: UD OVER EMPATI
- **At kende patienten som et individ: at tage hensyn til patientens** personlige historie, overbevisninger og bekymringer.

- **Kulturelle aspekter:** Forståelse og respekt for kulturelle forskelle med henblik på at yde passende pleje.

6. AT OPDYRKE EMPATI OG FORSTÅELSE: RÅD TIL FAGFOLK

- **Efteruddannelse:** Kurser og workshops i empatisk kommunikation.
- **Kollegial supervision og støtte:** At diskutere erfaringer og udfordringer med kolleger.
- **Mindfulness-praksisser:** Teknikker til at forblive centreret og til stede for hver patient.

Empati og forståelse er ikke blot "bløde færdigheder"; de er afgørende for at yde kvalitetspleje. De gør os i stand til at se patienten som en helhed og gå ud over en simpel medicinsk diagnose for at betragte mennesket med hans eller hendes følelser, bekymringer og håb. Ved at praktisere empati og forståelse kan sundhedspersonale ikke kun forbedre kvaliteten af plejen, men også finde en dybere mening med deres arbejde.

På vej mod en fremtid fuld af håb og fremskridt

I en tid, hvor lægevidenskaben udvikler sig i en rasende fart, er dialyse også vidne til lovende innovationer. Teknologiske fremskridt kombineret med en bedre forståelse af patienternes behov baner vejen for en fremtid, hvor mennesker, der lider af nyresvigt, kan leve et endnu mere normalt og tilfredsstillende liv.

1. DET NUVÆRENDE DIALYSELANDSKAB

- **Begrænsningerne ved de nuværende teknologier:** En oversigt over de udfordringer, som patienter og plejepersonale står over for.
- **Påvirkningen af livskvaliteten:** Hvordan dialyse påvirker patienternes hverdag.

2. TEKNOLOGISKE INNOVATIONER INDEN FOR DIALYSE

- **Bærbare maskiner:** Lettere, mere kompakte apparater til dialyse derhjemme eller på farten.
- **Bioteknologi:** kunstige nyrer og det håb, de repræsenterer for mindre invasiv behandling.
- **Telemedicin:** fjernovervågning af patienter for tidlig indgriben i tilfælde af komplikationer.

3. MERE PERSONALISEREDE BEHANDLINGER

- **Præcisionsmedicin:** hvordan genetik og dataanalyse kan hjælpe med at skræddersy behandlinger.
- **Tilpassede protokoller:** Pleje designet omkring individet snarere end en standard.

4. FOREBYGGELSE SOM GRUNDSTENEN

- **Patientuddannelse:** Øge bevidstheden om årsagerne til og forebyggelsen af nyresvigt.
- **Screeningsprogrammer:** Identificering af personer i risikogruppen med henblik på tidlig intervention.

5. EMPATIENS OG FORSTÅELSENS ROLLE I DENNE FREMTID

- **Mere holistisk pleje:** kombinere teknologi og menneskelighed for at give bedre pleje.
- **Vigtigheden af at lytte:** at forstå patienternes ønsker og bekymringer i det nye medicinske landskab.

6. SAMARBEJDE FOR EN BEDRE FREMTID
- **Vigtigheden af partnerskaber:** samarbejde mellem forskere, læger, patienter og virksomheder.
- **The Power of Community:** How patients and carers can unite to influence health policy and research.

Dialysens fremtid, med dens innovationer og forbedringer, er en kilde til håb for mange mennesker verden over. Ved at sætte patienternes behov og forhåbninger i centrum for disse fremskridt bevæger vi os mod en tid, hvor nyresvigt ikke længere vil være en dom til et begrænset liv, men snarere en af mange medicinske udfordringer med avancerede og passende løsninger. Håb og fremskridt, hånd i hånd, lyser vejen mod en bedre fremtid for alle.

ORDLISTE OVER MEDICINSKE TERMER

A
- **Anæmi:** Reduktion i antallet af røde blodlegemer i blodet, hvilket kan føre til træthed og bleghed.
- **Antikoagulant : Et** lægemiddel, der forhindrer blodets koagulation (fortykkelse).
- **Arterie:** Blodkar, der transporterer blod fra hjertet til resten af kroppen.

B
- **Biopsi:** fjernelse af en lille vævsprøve til mikroskopisk undersøgelse.
- **Nyretjek:** en række tests til vurdering af nyrernes funktion.

C
- **Kateter:** fleksibelt rør, der føres ind i en vene eller en anden del af kroppen for at administrere medicin, tage blodprøver eller udføre andre procedurer.
- **Kreatinin:** Kemisk stof, der filtreres af nyrerne, og som ofte måles for at vurdere nyrernes funktion.

D
- **Dialysat:** Opløsning, der bruges i dialyse til at fjerne affaldsstoffer fra blodet.
- **Dialysator:** Enhed, der bruges til at filtrere blod under dialyse.

E
- **Elektrolyt:** Kemisk stof, såsom natrium eller kalium, som er afgørende for kroppens vitale funktioner.
- **Erythropoietin (EPO):** Hormon, der produceres af nyrerne, og som stimulerer produktionen af røde blodlegemer.

F

- **Filtrering:** Proces, hvor nyrerne fjerner affaldsstoffer fra blodet.

G

- **Glomerulus:** Lille struktur i nyrerne, hvor blodfiltreringen finder sted.

H

- **Hæmodialyse: En** type dialyse, hvor man bruger en maskine til at filtrere affaldsstoffer fra blodet.
- **Hypertension:** Forhøjelse af blodtrykket.

I

- Nyreinsufficiens: Nyrernes manglende evne til at filtrere blodet ordentligt.

J

K

- **Kalæmi:** koncentration af kalium i blodet.

L

M

- **Metabolit:** Kemisk biprodukt af cellulær aktivitet, der ofte filtreres af nyrerne.

N

- **Nefrologi:** Medicinsk gren, der specialiserer sig i nyresygdomme.
- **Nefron:** Funktionel enhed i nyrerne, som består af glomerulus og tubuli.

O

P

- **Peritoneum:** membran, der forer bughulen og omslutter organerne, bruges i peritonealdialyse.
- **Proteinuri:** Tilstedeværelse af protein i urinen, et potentielt tegn på nyreproblemer.

Q

R
- **Nyre:** Organ, der er ansvarligt for at filtrere blod og producere urin.

S
- **Natrium:** Vigtig elektrolyt for væskebalancen og andre kropsfunktioner.

T
- **Toksin:** Skadeligt stof, der kan ophobes i blodet, hvis nyrerne ikke fungerer korrekt.

U
- **Urea:** Affald, der produceres ved proteinmetabolisme og filtreres af nyrerne.
- **Urolog:** Læge med speciale i sygdomme i urinvejene og det mandlige forplantningssystem.

V
- **Vene:** Blodkar, der transporterer blod fra organer og væv til hjertet.

W

X

Y

Z

Bemærk venligst, at denne ordliste er forenklet og beregnet til et ikke-specialiseret publikum. For en mere detaljeret version bør man konsultere medicinske specialistkilder.

REFERENCER OG ANBEFALET LÆSNING

1. Generelle værker om nefrologi
   - *Brenner & Rector's The Kidney.* Taal MW, Chertow GM, Marsden PA, Skorecki K, Yu ASL, Brenner BM (red.). Elsevier.
   - *Omfattende klinisk nefrologi.* Feehally J, Floege J, Johnson RJ, Tonelli M (red.). Elsevier.

2. Specialisering i dialyse
   - *Håndbog i dialyse.* Daugirdas JT, Blake PG, Ing TS (red.). Wolters Kluwer.
   - *Klinisk dialyse.* Nissenson AR, Fine RN (red.). McGraw-Hill Education.

3. Nefrologisk sygepleje
   - *Nyresygepleje.* Thomas N (red). Wiley-Blackwell.
   - *Håndbog i nyre- og bugspytkirteltransplantation.* Ziring D, Danovitch G, Cohen D (red.). Wiley-Blackwell.

4. Psykologiske og sociale aspekter af dialyse
   - At leve med nyresygdom: En omfattende guide til håndtering af kronisk nyresygdom. Levy J, Stevens PE. Wiley-Blackwell.
   - Psykosociale aspekter af kronisk nyresygdom: Undersøgelse af virkningen af CKD, dialyse og transplantation på patienter. Agarwal R, Thomas N (red.). Academic Press.

5. Ernæring og dialyse
   - At spise godt med nyresvigt: En praktisk guide og kogebog. Thomas M, Thomas N, Lambie H. Class Publishing.

- Renal Diet Cookbook: Den omfattende guide til sunde nyrer. Jones C. Rockridge Press.

6. Innovationer inden for dialyse
   - Kunstige organer. Nosé Y (red). Wiley.
   - Telemedicin på intensivafdelingen. Vukmir RB. Springer.

7. Medicinsk etik
   - *The Oxford Handbook of Bioethics.* Steinbock B (red). Oxford University Press.
   - Medicinsk etik: beretninger om banebrydende sager. Pence GE. McGraw-Hill Education.

8. Faglige tidsskrifter
   - Tidsskrift for det amerikanske nefrologiske selskab (JASN)
   - Nyre International
   - Amerikansk tidsskrift for nyresygdomme (AJKD)
   - Tidsskrift for nefrologisk sygepleje

9. Organisationer og foreninger
   - Den nationale nyrefond Officiel hjemmeside
   - Internationalt selskab for nefrologi Officiel hjemmeside

10. Onlinekurser og webinarer
    - Coursera: Introduktion til nyresygdomme
    - Medscape Nefrologi-uddannelse

Det er vigtigt at bemærke, at titlerne, forlagene og linkene er givet som eksempler og muligvis skal opdateres. Sørg altid for at konsultere de nyeste udgaver og tjek linkene til online-ressourcer.

- **Franske referencer og anbefalet læsning**

1. Generelle værker om nefrologi
    - *La Néphrologie en 1001 QCM*. Bourquelot P, Vrtovsnik F (red.). Elsevier Masson.
    - *Nefrologi og terapi*. Servais A, Karras A, Boffa JJ, Lang P (red.). Elsevier Masson.

2. Specialisering i dialyse
    - *Peritonealdialyse for nefrologen*. Fischbach M, Zaloszyc A (red.). Springer.
    - *L'Hémodialyse à domicile*. Ryckelynck JP, Lobbedez T (red.). Springer.

3. Nefrologisk sygepleje
    - *Nefrologisk sygeplejerske*. CNEPH (Collectif National des Equipes de Prévention en Hémodialyse). Lamarre.

4. Psykologiske og sociale aspekter af dialyse
    - *Hjemmedialyse*. Bechade C, Lobbedez T, Ryckelynck JP. Elsevier Masson.
    - *L'annonce en néphrologie*. Combe C, Ficheux M, Fouque D. Elsevier Masson.

5. Ernæring og dialyse
    - *Diætetik ved nyresvigt*. Guérin AS, Allard L. Grancher.
    - *Nyre madlavning*. Association France Rein.

6. Innovationer inden for dialyse
    - *L'épuration extra-rénale en réanimation*. Monchi M, Vinsonneau C (red.). Arnette.

7. Medicinsk etik
    - *Etiske dilemmaer inden for medicin*. Hervé C, Moutel G, Duchange N. PUF.

8. Faglige tidsskrifter
    - *Nefrologi og terapi*
    - *Tidsskrift for nefrologi*

9. Organisationer og foreninger
   - Det fransktalende selskab for nefrologi, dialyse og transplantation (SFNDT) Officiel hjemmeside
   - *Frankrig* Rein Officiel hjemmeside

10. Onlinekurser og webinarer
    - MOOC Francophone: nyresygdomKronisk og ëakut
    - SFNDT-konferencer og træning

Det er vigtigt at kontrollere, at hvert værk er relevant og opdateret, især på et medicinsk område i konstant udvikling. Desuden kan nogle titler have nye udgaver eller opdaterede versioner.

www.ingramcontent.com/pod-product-compliance
Lightning Source LLC
Chambersburg PA
CBHW050110230526
45470CB00004B/1762